食べたいものを食べて

一生スリムをキープする食事の黄金バランス

日本[illegible]代表理事
管理栄[illegible]
[illegible]田智子

青春出版社

やせて若返って健康になった！
黄金バランスの食事ビフォーアフター　Story 1

20代の頃の自分に戻りたい！
100万円かけて何をやってもやせなかった
50代が食べ方を変えただけで20kg減

きょうでん瞳さん　58歳

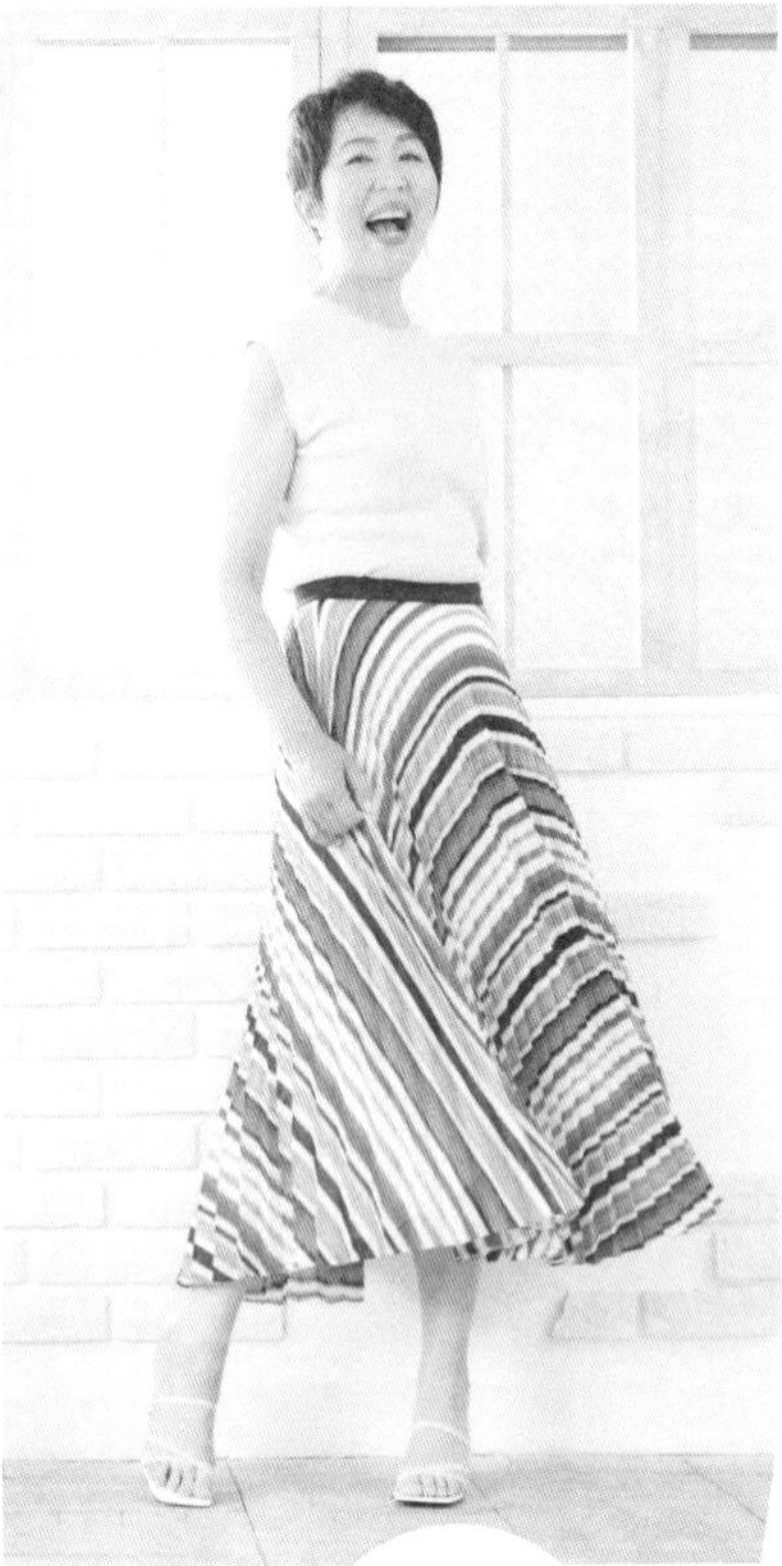

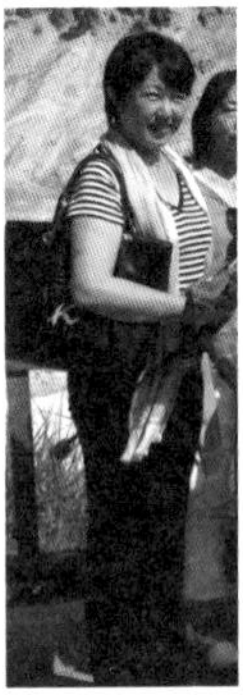

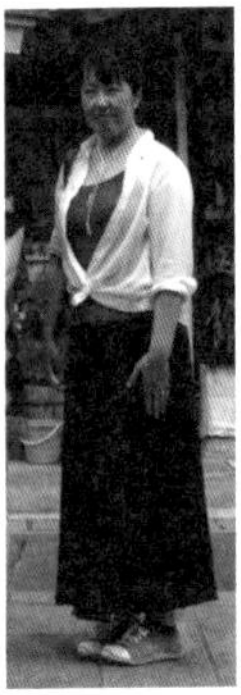

Before

身長168㎝　**体重77kg**
52歳（BMI 27.2
体脂肪率41％）

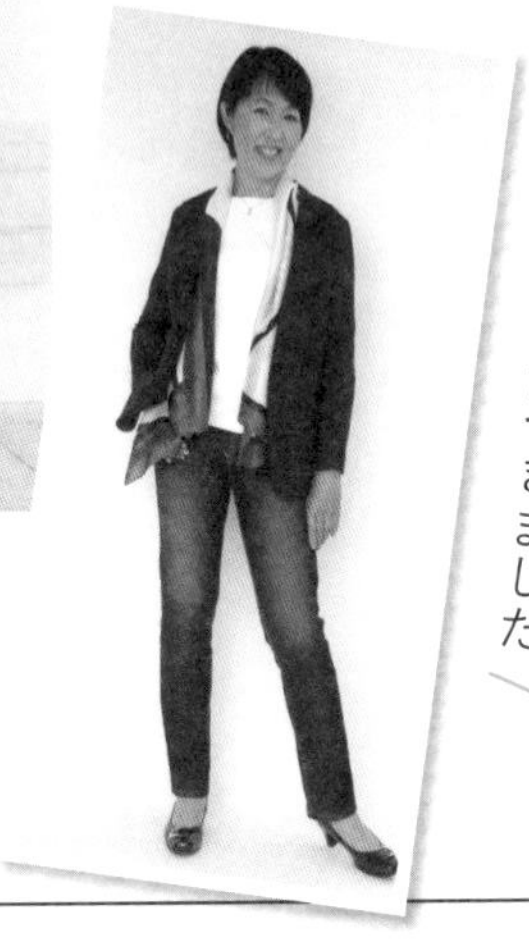

やせたことで
自信がつきました

After　**－20kg**（1年半）

57kg
BMI 20.2

きょうでんさんは更年期を目の前に70kgを超え、ダイエットを決意。あらゆるダイエットやエステを試し、ジムにも通い、かけたお金は100万円超。それでも1kgも痩せませんでした。168cmと身長も高いため、体格ばかりが目立ち、「女子プロレスやってました?」と聞かれることも。LLサイズの服が入らず、メンズものやご主人のお下がりを着ていたそうです。

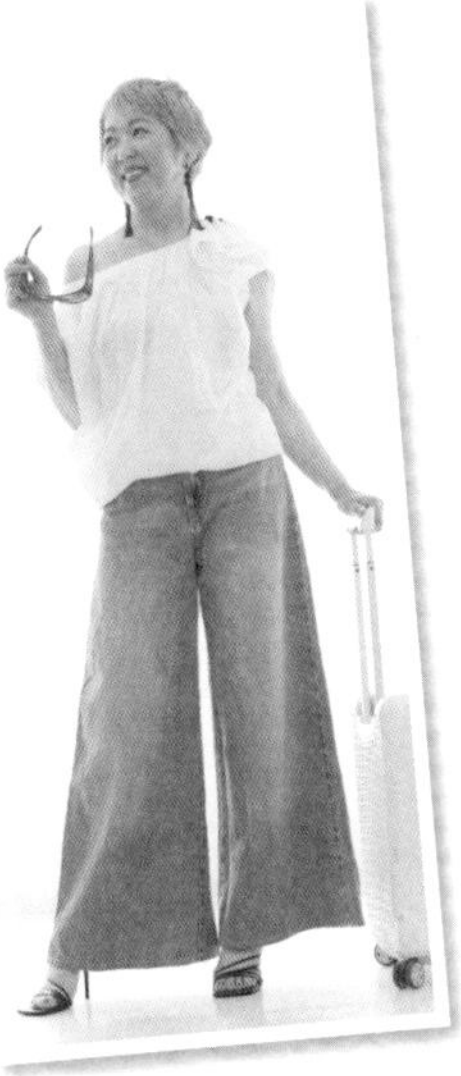

「デカいおばちゃんのまま年をとり、デカいおばあちゃんになりたくない。死ぬまでにもう一度、若い頃の自分に戻りたい!」そんなときに「黄金バランス」ダイエットに出会い、本書で紹介する黄金バランスの食べ方に変えたのです。

「私だけは痩せない」「多分、今回も無理だろう」と思っていたのに少しずつ体重は減り、あれよあれよと20kg減。食べることを我慢する必要がなかったため、キレイに健康的に痩せることができ、見事20代の自分の体重に戻ることができました。

「こんな私でも痩せられた!」と自信が持てたきょうでんさん。笑顔が増えていき、今は〝入る服〟ではなく〝着たい服〟を着られるようになり、おしゃれを楽しんでいます。

「年齢のせいにしてあきらめるのはもったいない。50代になってもキレイに痩せられる!」

このことを自ら実践したきょうでんさん。今ではインストラクターとして大活躍してくださっています。

「やせないと死ぬよ」と医師に宣告された私が運動なし、毎日大好きなパンを食べて−31kg！

戸田ゆうこさん　55歳

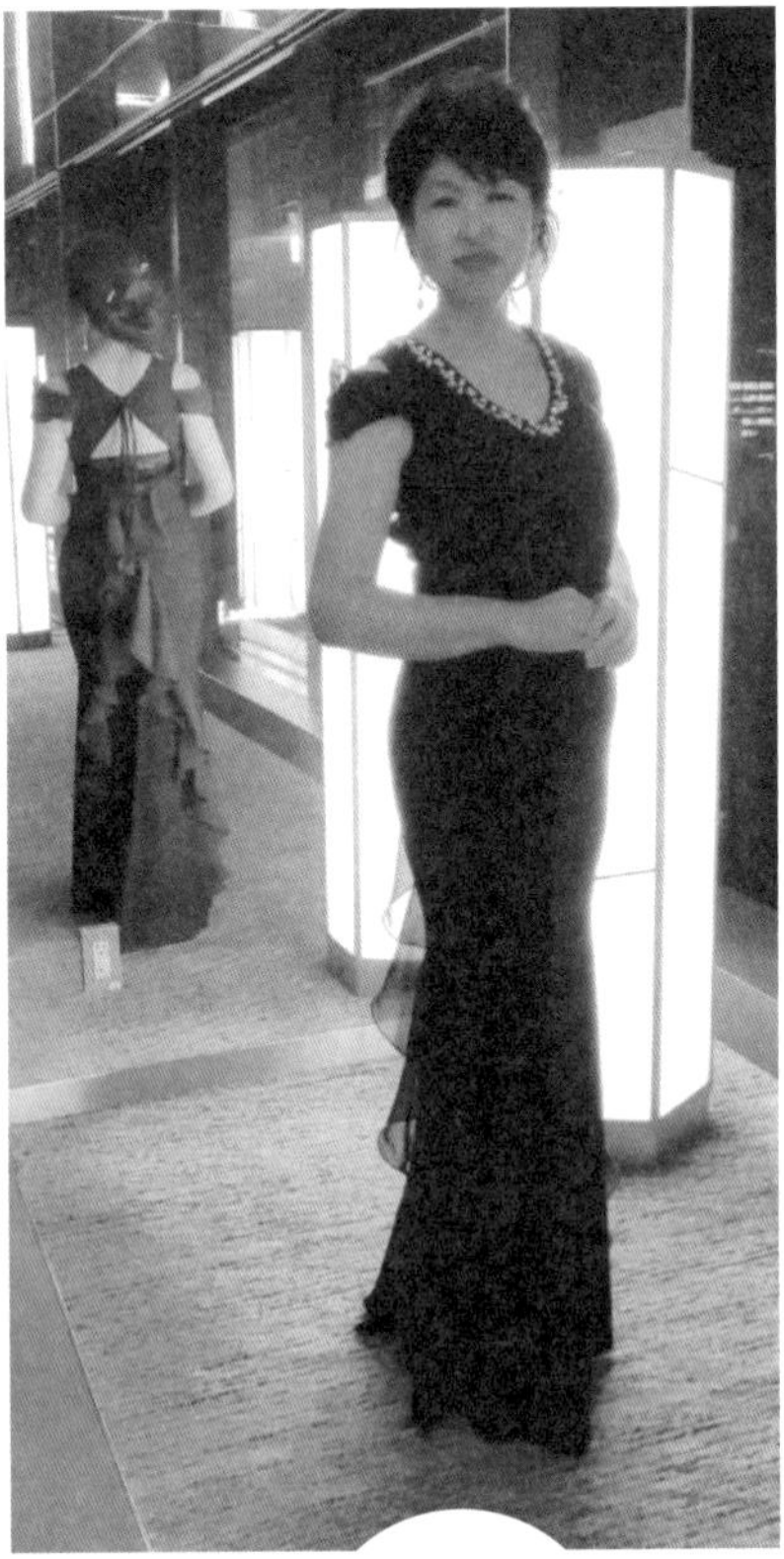

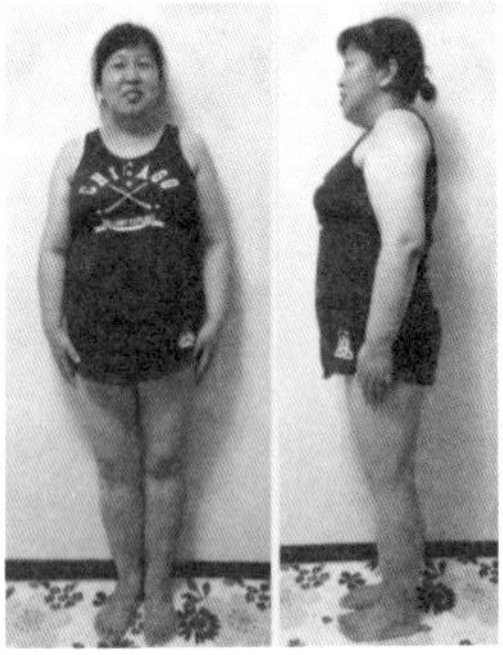

Before

身長159㎝　**体重83kg**
52歳（BMI 32.8
体脂肪率 40.0%）

スリーサイズ
バスト108㎝
ウエスト101㎝
ヒップ112㎝

↓

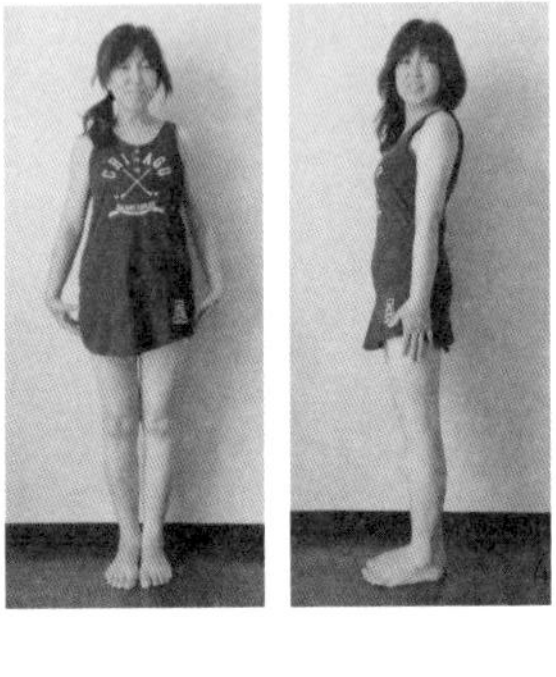

After　−31kg（2年）

51.9kg
BMI 20.5

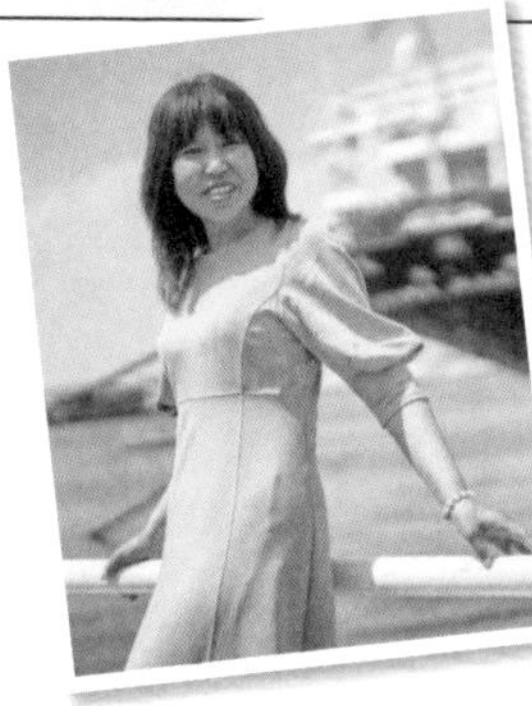

食べることが大好きな戸田さん。痩せたいと思いつつ、「○○ならいくら食べてもＯＫ」というダイエットを選び、即効性を求めてサプリも飲んでいました。断食や糖質制限も試しましたが、変化はありませんでした。時を同じくして、離婚を経験。一人になってようやく自分の時間を楽しもうと思っていた矢先、50歳の健康診断で子宮体がんが判明。

「小さな幸せがあるだけでよかったのに、それすら肥満体型の私には叶えられないの……」

医師からは「このままじゃ死ぬよ。痩せなさい。肥満は生活習慣病であり、立派な病気だよ」と言われました。痩せなければ命が危ないと、本気でダイエットを決意したのです。

これまでも脂肪肝、高血圧、高コレステロールを指摘されていましたが、運動がとにかく嫌い！　そんなとき、運動なし、黄金バランスでしっかり食べて痩せる本書のダイエットに出会いました。ハードなことは何もしていないのに、いきなり3カ月でスルスルと11キロ減。半年で18kg減、2年でトータル31kg落ち、ＢＭＩは20・5に。「〝肥満を治す薬はない〟と言われて絶望感に襲われていました。が、料理嫌いな私が苦労することなく、ただシンプルに黄金バランスのお食事を続けただけで得られた結果です」。

パン屋さんの仕事をしていた戸田さんは、毎日大好きなパンを食べて痩せることができました。がんを克服し、脂肪肝はなくなり、コレステロールも正常値に。医師もびっくりするばかり！　今は身体も思考も軽くなり、明るい毎日を過ごしています。

「奇跡の64歳」のキレイの秘訣
おいしく食べて16kg減を5年キープ中!
ステージ2の大腸がんを克服して
娘のワンピースも着られるように!

吉川ユミコさん　64歳

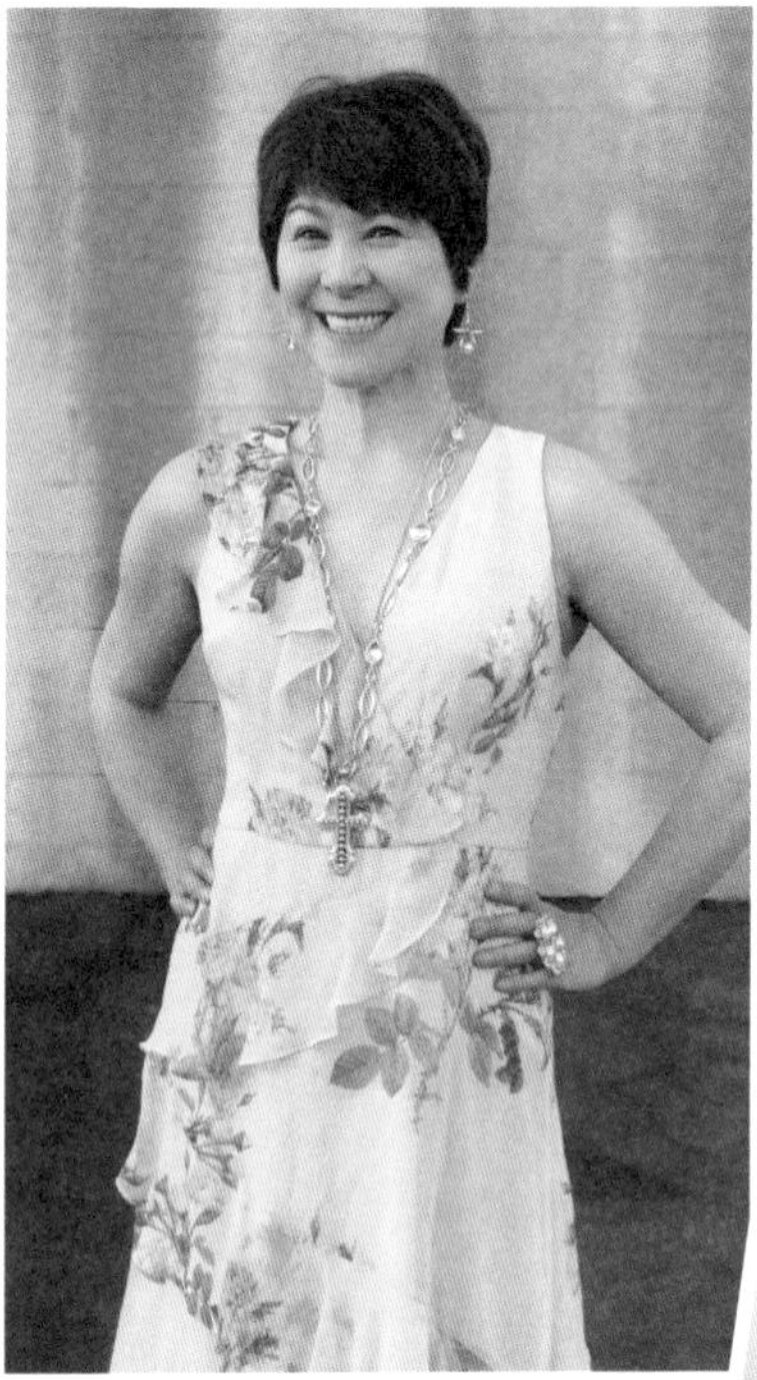

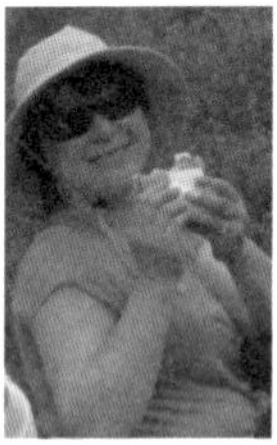

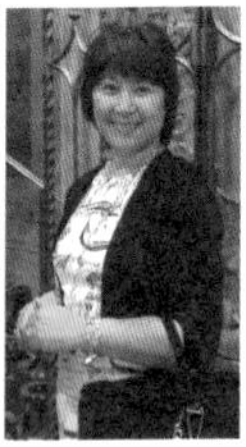

Before

身長169㎝　**体重74kg**
58歳(BMI 25.9)

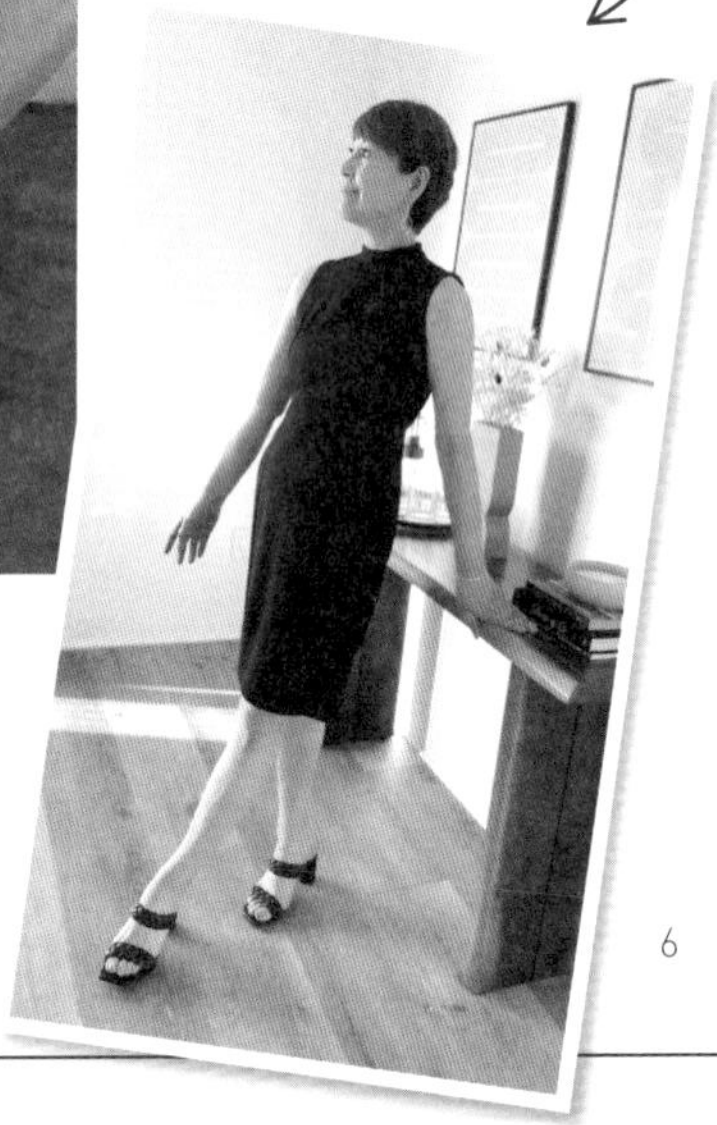

After　−16kg
(1年半)

58kg
BMI 20.3

年々増え続ける体重に落ち込んでいたという吉川さん。当時は58歳、年のせいだと言い聞かせていましたが、あらゆるダイエットをやっても痩せられない自分に、怒りの感情さえ湧いてきたといいます。

そんな中、右の膝を骨折。「こんなに体重が重くては、膝によくない」と本書のダイエット法を決行。「黄金バランス」の食事でおいしく食べるだけ、運動はまったくしていないのに痩せていきました。50代以降のダイエットは、痩せても老けてしまう方もいます。でも黄金バランスの食事を続ければ脂肪から落ちていき、たるむことがないので、痩せてもイキイキ、以前より若く見えるのです。

当初は「3kg痩せればいいかな」と思っていたそうですが、結果、1年半で16kg減。娘さんのワンピースを着たり、ノースリーブを着たり、6号や7号サイズのパンツも履けるようになったそうです。

吉川さんはロサンゼルスにお住まいですが、黄金バランスの食事は、日本食ではなくても十分可能だということも証明できました。

実は、吉川さんは一昨年、ステージ2の大腸がんと診断されましたが、手術は無事成功。ドクターが治りの速さにびっくりしたといいます。「黄金バランスの食事で栄養状態がよかったからかな」と笑います。人生100年時代、60代はまだまだ若い！　キレイに若返った吉川さんは、今まさに思いきり人生を楽しんでいます。

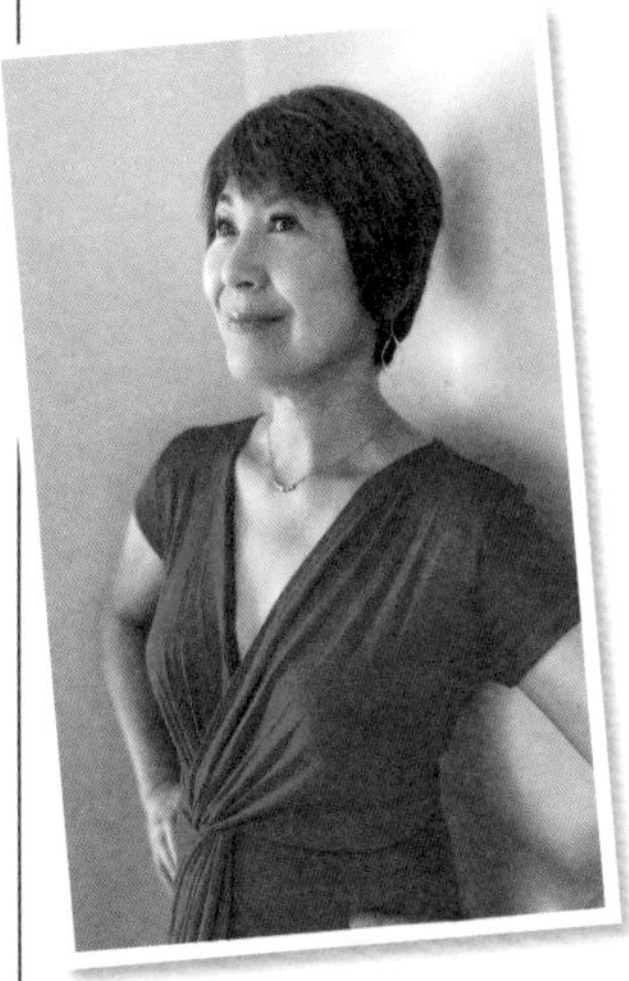

目次

第3章

実践！　すごい「黄金バランス」の食事法

面倒なカロリーや栄養の計算はいらない！

第4章

食べ方を変えると、人生が変わる

体型もモノも人間関係もスリムに！

付録

本文イラスト ● 富永三紗子　本文デザイン ● 岡崎理恵
編集協力 ● 樋口由夏　企画協力 ● 合同会社DreamMaker

プロローグ

更年期のダイエットで一生が変わる！

●そのダイエット、体重は落ちても老けます！

私のもとには更年期に間違ったダイエットをして、失敗した方が続々と訪れます。

失敗といっても、体重を落とすことには成功しているのです。

でも、せっかく痩せたのに肌はボロボロ、爪はガタガタ。髪にはツヤがなく、デコルテから上はげっそりして見えるのに、下半身は太いまま……。

「夜、ごはんを食べない（主食を抜く）」「朝食をとらない（またはスムージーのみ）」「野菜しか食べない」「〇〇だけダイエット」などといった間違ったダイエットをした結果、かえって脂肪がつきやすくなったり、肌がたるんできたり……。

本当にもったいないと思います。なぜ、そうなってしまうかは本文で紹介しますが、**更年期以降は、若い頃と同じダイエットをしてしまうと老ける一方です。**

ダイエットって、体重さえ落ちればいいわけではありません。それなのに、50歳、60歳になっても70歳になっても、みなさん「昔の自分が一番いい」「あの頃に戻りたい」と〝昔の体重〟を目指してしまうのです。

でもそれ、正直言って〝痩せすぎ〟です。体重で目標設定してしまうと、誰からも〝キレイ〟と言われない。せっかく痩せたのにどうして……と、がっかりしている方もたくさん見てきました。

いくつになっても痩せてキレイになりたいと思うのはとても素晴らしいこと。私もそんな女性を応援したい気持ちでいっぱいです。でも、身体への負担を考えると、更年期以降の女性が急激に体重を減らすことは絶対にNGなのです。

ダイエットして体重を落とすことだけを目指し、この年で痩せると老けるのが普通だと思っている人がいかに多いことか！　更年期以降は（本当は若い人もそうですが）、痩せておしまいではなく、健康でキレイになって初めて、ダイエットは成功したと言えるのではないでしょうか。

●更年期の間違ったダイエットが、認知症・骨粗鬆症等のリスクを高める理由

それだけではありません。ホルモンバランスが乱れ、女性ホルモンが低下してくるこの時期に間違ったダイエットを行うことで、認知症や骨粗鬆症《こつそしょうしょう》などのリスクも高めてしまいます。

低栄養で痩せすぎの人は認知症になりやすいというデータ（東京都健康長寿センター研究所）もあります。

痩せすぎはそのまま骨密度の低下につながり、骨粗鬆症のリスクも高まります。閉経後の女性はただでさえ骨粗鬆症予防に努めなければならないのに、ダイエットがそれに追い打ちをかけてしまうのです。

間違ったダイエットで栄養バランスが崩れると、足りない栄養を補充しよう

と、**脳が糖質（とくに甘いもの）を欲しやすくなります。**甘いものには中毒性があるため、甘いものがやめられない砂糖依存症に。これがアルツハイマー型認知症や骨粗鬆症の引き金にもなるのです。

認知症や骨粗鬆症というと、高齢者の話だとして「まだ自分には関係ない」と思われる方もいらっしゃるかもしれません。でも、認知症や骨粗鬆症はある日突然、発症するわけではないのです。毎日私たちが食べているものが少しずつ影響しているのは間違いありません。

体重を落としてダイエットに成功したとしても、病気になったり、寝たきりになってしまっては元も子もありません。

50代になったら危ないダイエットからはそろそろ卒業しましょう。**健康で若返るダイエットにシフト**してください。無理なく安全に取り組める方法であれば、長く続けられます。

長く続けられるから、リバウンドもなく、ずっと健康でキレイでいられるのです。

●老けないためには、筋肉よりも骨！

本書では、**若さのもとである「骨」にも着目しました**。ただ痩せるだけでなく、いつまでも若々しい骨美人《ほねびじん》になりましょう！　と強くお伝えしていきます。

ダイエットというとみなさん、筋肉に注目しがちです。年齢とともに基礎代謝が落ちてくる↓基礎代謝をアップさせるには筋肉が必要↓だから筋肉をつけましょう、というアレです。

もちろん筋肉も大切なのですが、実はいい筋肉をつけるためには骨を丈夫にしなければなりません。骨組みがぐらぐらの建物に、どんなにいいコンクリートを塗装しても、それは見せかけのかっこよさに過ぎません。それどころか、時間の経過とともに崩れ落ちてしまうでしょう。

骨も胃腸や肝臓、心臓などと同じ臓器の一つで、活発に新陳代謝を繰り返しています。しかも、骨は全身に存在して骨格を支えたり、内臓を保護したりしています。

骨が健康な人は見た目も若い！

骨密度が高い
＝細胞が若い

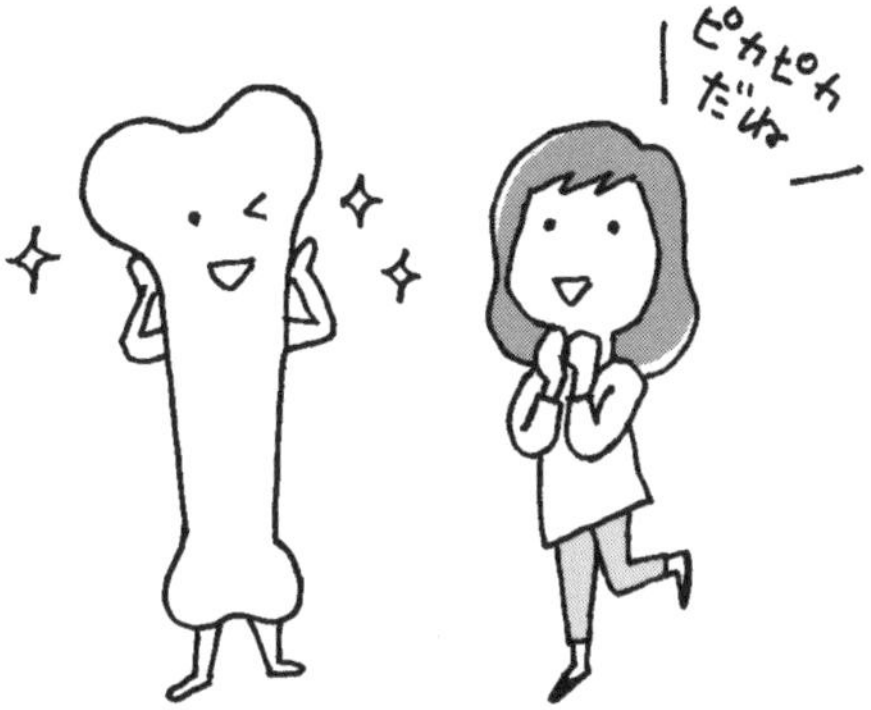

建物にたとえると…

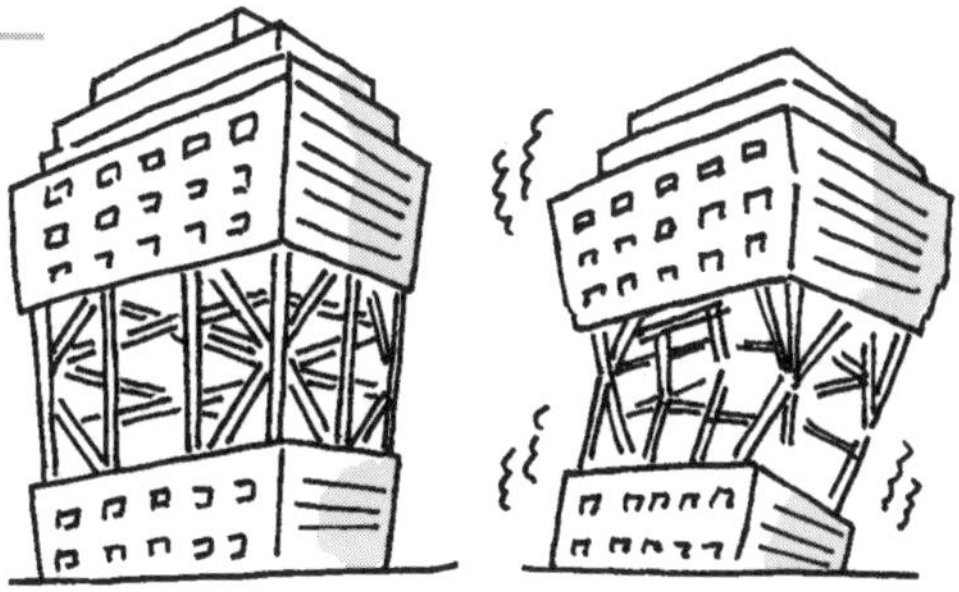

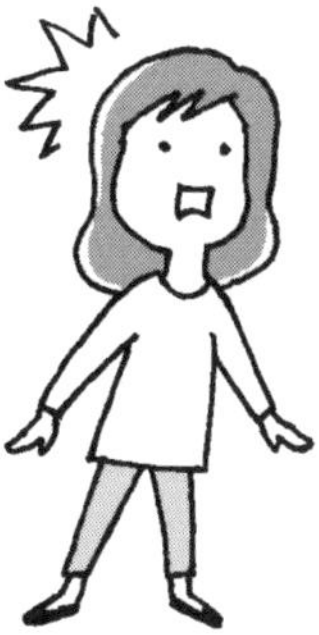

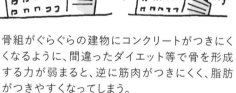

骨組がぐらぐらの建物にコンクリートがつきにくくなるように、間違ったダイエット等で骨を形成する力が弱まると、逆に筋肉がつきにくく、脂肪がつきやすくなってしまう。

骨は新陳代謝を繰り返すとお伝えしました。どういうことかというと、骨は大人になって完成したらそれで終わりではないのです。

骨は常に壊され、新しいものにつくり替えられています。当然、若いときは新陳代謝も活発です。ところが**更年期以降、女性ホルモンのエストロゲンが減少する影響もあり、「つくる」よりも「壊す」ほうがどんどん活発になっていきます**。そうなれば骨はだんだんもろくなり、骨粗鬆症のリスクも上がります。

これは骨粗鬆症の問題だけではありません。骨が丈夫でなければ、それに付随する筋肉もつきにくくなります。

●「糖質を摂らずにタンパク質を摂ればいい」の大間違い

筋肉が大事なのはいうまでもありませんが、ダイエットをしている人の多くは、いい筋肉をつけるために糖質を摂らずにとにかくタンパク質を摂ればいい、と思いがちです。

しかし、筋肉が活かされるのも、丈夫な骨があってこそ。**ふにゃふにゃ、ス**

カスカの骨組みにコンクリートがつきにくくなるようなものなのです。

土台の骨が弱く、もろくなれば、姿勢は悪くなります。加齢とともに骨も縮むと言われていますが、間違ったダイエットで骨を形成する力が弱まれば、より一層縮んでしまうでしょう。

それどころか、**筋肉がつかない代わりにつくのは脂肪！　脂肪はたるみにつながります**。

身体だけではありません。顔のたるみも間違ったダイエットが原因。骨が弱まり、筋肉もつかない↓筋肉がつかないと脂肪がつきやすくなる↓顔の上の脂肪が増える↓顔がたるむ、というわけです。

加えて、目の周りもたるみ、アイホールが大きくなって目がくぼみ、**一気に老け顔になってしまいます**。

私はこの本で、「骨が丈夫な人は若い！」ということをどうしてもお伝えしたいのです。それは**骨密度が高い＝細胞が若い**ということにほかなりません。

ちなみに先日測定した**私の骨年齢は、なんと20代！** それも骨にいい食事をするように気をつけている、なんてことはしていません。楽しくおいしく食べているだけで、その結果だったのです。

私の骨密度を測定してくれた医師は、この結果を見て**「運動をせず、食事だけでこの結果が出るとは!!」**とびっくりしていました。「これからはもっと食事内容に注目していかなければ」とも。

丈夫な骨をつくるにはカルシウム、と思い込んでいる人も多いでしょう。でもカルシウム〝だけ〟を摂っていても骨が丈夫になるわけではありません。

食べ物から得られる栄養素は、それぞれが総合的に働いて初めて最もいい形で活かされるのです。

たとえばカルシウムの吸収を助けるにはビタミンDが必要ですし、マグネシウムとカルシウムは互いに調整し合っている関係なので、バランスよく摂取する必要があります。

また、下の図のように、骨の代謝は独立しているのではなく、全身の臓器と関わり合っていることがわかってきました。そのため、骨をつくる単一の栄養素は存在せず、身体全体を意識した栄養バランスが必須なのです。

少し専門的な話になりましたが、ここでは「骨を丈夫にするためにカルシウムを摂ればいい」というわけではないことを知っておいてください。

黄金バランスを知るだけで、痩せるのはもちろん、骨が丈夫に！　それにともない、どんどん若返ることが期待

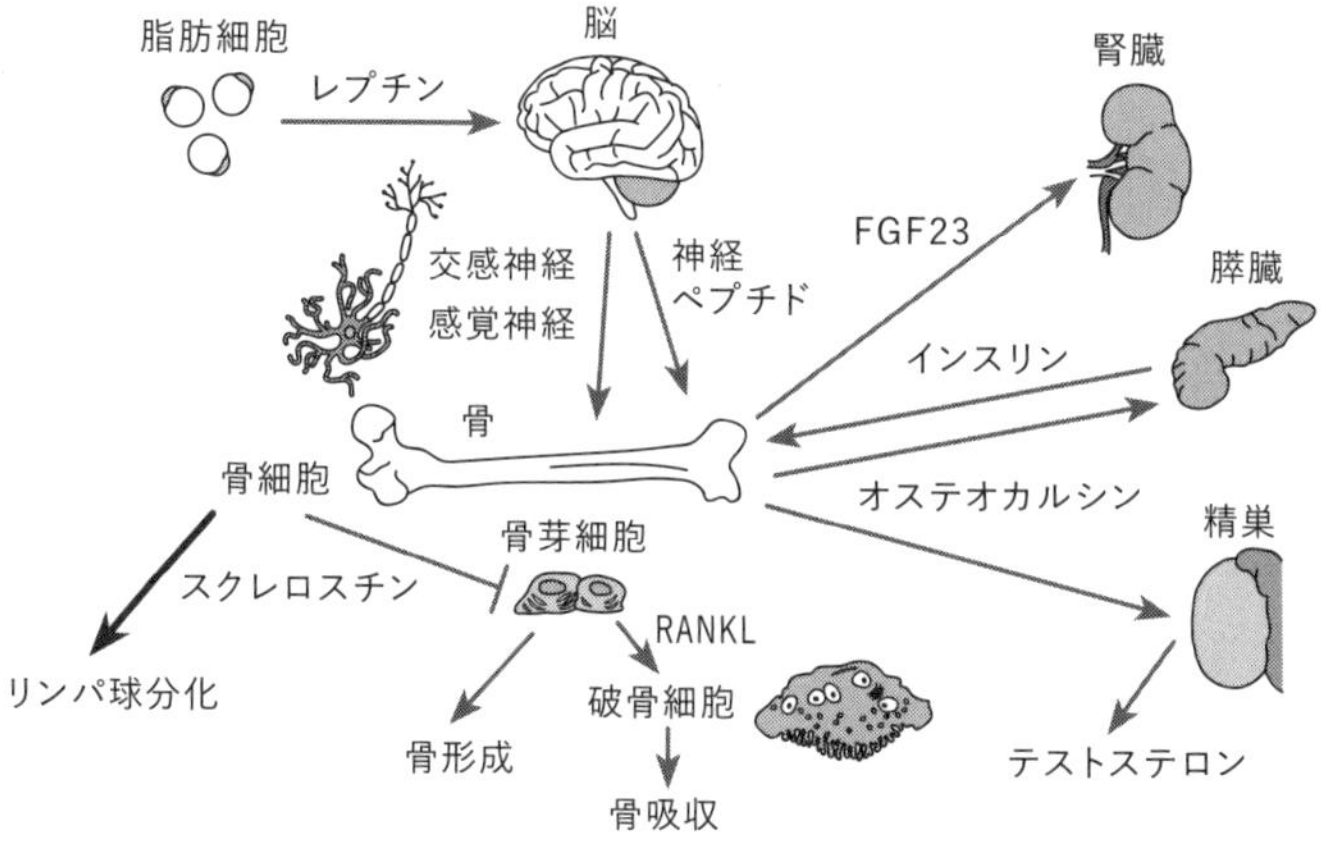

日本骨粗鬆症学会「骨粗鬆症の治療とガイドライン2015年版」をもとに作成

されます。そしてますます若返ることが可能です。
「もう年だから……」なんて言っていませんか？
今日が一番若いのです。黄金バランスは、いつからでも始められます！
毎日おいしく食べて、どんどん若返ってしまいましょう！

●喜びと感謝の声、続々！　「食べ方」を変えると人生が変わります！

最後に、私が主宰する「モデル体型ダイエット塾」の塾生・英子《えいこ》さんから最近いただいた、うれしいメールを一部抜粋して紹介いたします。

「ここ数カ月の驚きの出来事を報告させてください！

1 ジムの若いイケメン・パーソナルトレーナーに、「ずっと思っていたのですが、すごくスタイルいいですね」と言われました。

20代の自分より5、6歳上の女性だと思ったらしく（要するに30歳前後ってことですよね）、私のプロフィールに書かれた年齢（45歳）を見てびっくりしたそうです。

❷友人や身内に「お化け？　妖怪？」と言われました。

45歳になっても体型を維持しているどころか、どんどん若くなっている！　と驚かれました。だからなのか「お化け？　妖怪？」なんて……それくらいスタイルがよくなり健康的なんだと思っています。

ムリなく楽しく食べて痩せてくると本当に楽しい。着られる服も増えて、私は148㎝なので5号のパンツやスカートが入ります。

このダイエット塾に出会わなかったら、今のイキイキした私はいなかったでしょう。

今後も、キレイに健康的に痩せて、人生を輝かせる女性を増やしてあげてください！」

……いかがですか？

本書では、英子さんをはじめ、これまで3000人以上が結果を出した〝食べて痩せて若返る〟黄金バランスの食事を取り入れたダイエット・メソッドを紹介します。

よく**「更年期を迎えても、閉経後でもキレイに痩せられますか？」という質問を受けますが、大丈夫。**年齢に関係なく、いくつになっても食べてキレイに痩せられます。美と健康、両方が成立してこそのダイエットです。

今までの「○○は食べない」「△△はダメ」など、**制限ばかりの我慢するダイエットと違って、「食べて、食べて」とプラスしていくのに代謝が上がっていく不思議。**

おいしいものを食べているので、いつもハッピーな気分。さらに、こんなに食べているのに痩せていると、**自己肯定感も格段にアップします。ちょっとしたことでイライラしていた自分がウソのよう。自然と笑顔があふれる女性になれます。**

さあ、このモデル体型ダイエットを始めて、あなたの人生を輝かせましょう！

第1章

その方法では健康的にやせません！

一生スリムをキープする！ダイエット新常識

「今までいろいろなダイエットをやってきました」

「何をしてもまったく痩せません」

私のところに相談に来る方のほとんどがそうおっしゃいます。

もちろん、その〝今までのダイエット〟でも、結果が出たこともあったでしょう。目標の体重に向けて、あるいは何かのイベントに向けて頑張って体重を落として、ダイエットが終了。

でも、その後、どうですか？

痩せたご褒美に、つい食べてしまったり、我慢してきたストレスが爆発してリバウンドしてしまったりしませんでしたか？

気がついたら少しずつ元の体重に戻るどころか、前より太ってしまった……そしてまた、新たなダイエットにチャレンジ！

そんなことを繰り返しているのです。でも、この本で紹介する「モデル体型ダイエット」では、それがありません。

なぜなら、おいしいものだけを食べて痩せるのですから。

もう我慢しなくていいし、頑張らなくてもいいのです。

第1章では、今までのダイエットでの思い込みを外す、本当のダイエットの新常識をご紹介しましょう！

新常識 1
「運動しないと脂肪は減らない」は間違い!? 運動ゼロでお腹と足が細くなる不思議

運動をしなくても痩せられます。はい、これ本当です。

私自身、今まで特別な運動はしていませんが、**47歳のときに食べるだけで10kg痩せてから、15年間リバウンドしていません**。

でもほとんどのダイエッターは、痩せるには運動が必須、と思っています。

モデル体型ダイエットでは、痩せるための運動を禁止しています。なぜなら、そんな運動は続かないから。実は、私も運動が嫌いです。痩せるためにイヤイヤやっている運動はストレスでしかありません。何より運動しても、それほど効果はないものなのです。

もちろん、体を動かすことが大好き、運動するのが何より楽しい人という方は、どうぞやってください。私が禁止しているのは〝痩せるために〟〝わざわざ行う〟運動です。

私のところに相談に来られる方のほとんどが、ダイエットのために何かしらの運動をしています。ジム通いをしている人もいますが、最も多いのが、ウォーキングやジョギングなどの有酸素運動をしている人です。

有酸素運動の目的は、脂肪を減らすこと。適度な有酸素運動はとてもいいのですが、ダイエットをしている人の長時間の有酸素運動はNG。

なぜなら、ダイエットをしている人の多くは慢性的な栄養不足に陥っているため、運動によって筋肉を削ることになってしまうからです。筋肉が減ってしまうと、それこそ代謝が落ち、かえって太りやすい身体になってしまうのです。

また、体重が重くなった方が無理に運動を続けていくと、体重の負担で腰痛、ひざ痛の原因になります。そうなってしまっては逆効果。まずは食事で体重を落とすことに専念しましょう。

運動反対派の私ですが、あくまでこれは痩せたい方へのアドバイスです。体重が減ってくると、うれしくて、自然と身体を動かしたくなってしまいます。運動はそれからでも十分です。

生涯健康で生きていくためには、運動は必須と考えています。目標体重になった暁には、ぜひ運動を生活の一部に取り入れてみてください。

食べ方を変えたら足痩せに成功！

「運動なしで本当に痩せるの？」

そう思われる方もいるでしょうから、一つ実例を紹介しますね。

〝足痩せ〟をしたいと頑張っていたAさん（50歳）。なんと3年間も足痩せ専門のパーソナルトレーナーについていたのですが、トレーナーを3人替えても、太ももは１㎝も細くならなかったそうです。

そこで最後の手段にと、私のダイエット塾を受講することに。食事を黄金バランスに変えたら、なんと**１カ月で太もものサイズが減りはじめ、３㎝も細くなったのです**。さらに、体脂肪率も落ちました。

不思議ですよね。私が行っているのは足痩せでもなんでもないのに、運動もしないで食べるだけで太ももが細くなるなんて。

ダイエットに激しい運動やきつい運動はもってのほか。激しい運動をすると老ける原因になってしまいます。

なぜかというと、運動は酸化ストレスになるから。酸化ストレスとは、体内で活性酸素を発生させ、細胞を酸化させ、傷つけてしまうこと。つまり、**無理をして運動することで酸化ストレスを発生させ、老化を促進してしまう**のです。

〝キレイ〟と〝健康〟のいいとこどりをするモデル体型ダイエットの視点からすると、これはちょっと非効率。

ただし、更年期の女性の場合、骨のことを考えると、多少は身体に負荷をかける必要があります。

更年期からの運動を考えるなら、筋肉よりも骨のため。筋肉を鍛えるよりも、骨のためにいいことをする意識で行いましょう。おすすめは、普通に歩くこと。そう、散歩程度で十分なのです。

歩くことで骨に刺激を与え、気分よく外を歩いて、適度に紫外線を浴びることは、骨を丈夫にするだけでなく、自律神経を整えることにつながります。更年期の女性にはとくに必要なことなのです。

紫外線を浴びると、皮膚でビタミンDが合成されます。ビタミンDは骨の形成には不可欠な栄養素。紫外線＝悪、美白が命などと、なんでもかんでも日焼け止めをしてブロックばかりしていると、骨も丈夫になりません。小さなシミやちりめんジワはごまかせるけど、もろくなった骨はなかなか元には戻らないのですよ。

適度に散歩することは、安眠への効果も期待できます。

睡眠の時間と質は、ダイエットの結果にもかなり影響を与えています。

楽しく買い物したり、気持ちのいい風を感じたりしてストレスなく歩けば、骨にも心にもいい影響があるのです。

これまでダイエットだけでなく、家事や仕事や子育ても頑張ってきたんだもの、もう**〝やらねば！〟〝頑張ってます！〟の運動からは解放されましょう。**

新常識2
むやみに糖質オフすると老ける

私のところに相談にいらっしゃる方のほぼ全員に共通していること。それは**「ごはん（穀物など主食）を食べていないこと」！！**

つまり、ほぼ全員が、いわゆる糖質オフ、糖質制限をしてきています。

それも「夕飯主食抜き派」と「朝ごはん食べない派」に大きく分かれてます。

「タンパク質はどれだけ摂ってもいいけど、糖質は悪」と思い込んでいる人がなんと多いことか！　このダイエット界の常識（？）を破壊するのが私の仕事だと思っているくらいです。

でもね、糖質オフをしている方は、ごはんは食べないのに、よくよく聞くと、お菓子は食べているのです。その人たちの中の「糖質」って、なぜか白米（または食パンなどの白いパン）だけ。甘いものやお酒はカウントされていません。「お菓子は別物」と言っている人もいたくらいです。

糖質制限では、よく「白いものは避ける」と言われているため、白米や白いパンを目のかたきにして避けている人がとても多いのです。逆に、白米や白いパンさえ食べていなければほかの糖質はちょっとぐらいは食べてもいいと思ってしまう人もいます。あるいは玄米や胚芽米《はいがまい》、全粒粉《ぜんりゅうふん》パンなど「茶色いものならOK」と思っている人も。そんな状態で「糖質制限しているのに痩せない！」と言っているのです。

もちろん、しっかりと糖質オフをして結果が出ている人もいます。糖質制限をきちんと実践すると、たしかに体重は落ちます。

ただ、糖質をむやみやたらに抜いてしまうと、体は入ってきた糖質を貴重なものととらえ、脂肪としてため込もうとします。

つまり、**極端に糖質制限をしてしまうと、脂肪がつきやすい身体になってしまうのです。**

それに加えて更年期以降の女性の場合、むやみに糖質制限をすると、体調が悪くなってしまう方が少なくありません。また、何よりもキレイから遠ざかってしまいます。

プロローグでお話しした**「デコルテから上はげっそり、老けてしまっているのに、下半身は太いまま」の人は、ほとんどが糖質制限をしている方でした。**

黄金バランスのお食事をすると、下半身から痩せていきます。でもそれも、体験しなければ気付くことはありません。

「体重は前よりもあるのに、糖質制限で痩せたときよりも体型がきれいになった！」という声もよく聞きます。

元の体重にもよりますが、このように**体重の変化以上にスタイルがよくなる**のも、モデル体型ダイエットの大きな特徴です。

体重の数値だけを見て一喜一憂している人のなんと多いことでしょうか。体重を減らすために、老けてもいいですか？　体重を減らすために、バランスの悪い体型になってもいいですか？　〝見た目〟を変えたくてダイエットをしているのに、これでは本末転倒ですよね。

ごはんの量を減らしたら太ってしまった例

最近、モデル体型ダイエット塾を卒業した方で、ごはん（穀物）を少なめに摂っていた方がいました。最初の頃はきちんとごはんを食べていたのですが、「痩せたい」という思いが先走りして、ごはんの量を自分で少なくしていたのです。

そうしたら、どうなったと思いますか？　じわじわと体重が増え始めたのです！　どうしてかと理由を聞いてみたら、なんと、ごはんを規定の量の半分しか摂っていなかったのです。**「ごはんは減らさずに、ちゃんと食べてね」とお伝えして、ごはんの量を元に戻したら体重が減ってきました。**ウソのようですが、これが事実なのです。

大事なのは食事のバランス。この例のように、ごはんを減らしてしまうと必要な量の糖質が摂れず、バランスが崩れ、脂質の割合が増えて太ってしまうのです。

よくあるのが、ごはんの量を半分にした代わりに、知らず知らずにお菓子を食べてしまったり、お酒を飲みすぎてしまったりするケース。

ごはんを減らして体内の栄養バランスが崩れることによって、身体が甘いものや添加物を欲するようになるのです。それだったら、最初からきちんとごはんを食べたほうがいいですよね。

モデル体型ダイエットでは、糖質はもちろん、脂質もタンパク質もビタミン、ミネラルも必要量をしっかり摂取することが重要。

これらが**すべてそろうことで脂肪から減って筋肉は増える代謝モードにスイッチが入ります。その結果、効率的にいらないお肉からそぎ落とされて、キレイな体型をキープすることができるのです。**

新常識3　〝食べないダイエット〟はリバウンドのもと

最近、流行のファスティング（断食）をされている方もいるでしょう。

何日間も行う本格的なファスティングから、取り組みやすい16時間のファスティングまで、さまざまなものがあり、多くのモデルや芸能人も実践していますね。

ファスティングそのものを否定はしませんが、ダイエットを目的として行うのは注意が必要です。

ファスティングには、消化器官を休ませることによるメリットはあると思いますが、痩せることを目的にしてしまうと、結果が出るまでお金をかけながら続けることは、なかなか難しいのではないでしょうか。

体重が落ちた方の話も聞きますが、何回も繰り返すうちに、だんだん体重が減らなくなってきたという方は多いのではないでしょうか？　それは、ファスティングによって体が飢餓状態になると、体は危機的状況だと判断して、脂肪をため込む方向に向かうためです。

脂肪は貯金と同じ

体が脂肪をため込む仕組みを、私はよく貯金にたとえて説明します。

毎月、定期的に決まった給料が支給されるサラリーマンの場合。給料日にお金は必ず入ってくるので、不安になることなくお金を使えます。

（こんなことは実際ありませんが）万が一、ある月の給料日に給料が入ってこなかったとしましょう。それでも、給料は毎月支払われるはずだから、「きっと入ってくるだろう」と安心して待っていられますよね。

一方で、収入が不定期な人や不安定な職業の人の場合はどうでしょう。たとえば芸能人の場合。どーんと大きな収入が入ってきたとしても、次はいつ入ってくるかわからないと不安になりますよね。定期預金を切り崩そうなんて、怖くてなかなか思えません。

この「貯金」にあたるのが、「脂肪」です。

サラリーマンの給料のように、定期的に毎日3食きちんと食事を食べていれば、体は安心して脂肪を使ってくれます。でも、ドカ食いしたかと思えばファスティングをするなど、芸能人的な生活（?）をしていると、「脂肪を使ってしまったら死んでしまう」と、しっかり脂肪を溜《た》め込んでしまう（＝貯金を切り崩してくれない）のです。

ホメオスタシスという言葉を聞いたことがあるでしょうか。恒常性と訳されますが、人間の身体を飢餓から守るために備わっている機能のことをいいます。

要は、過激なダイエットなどにより栄養が減ると、身体は〝飢餓状態にある〟と認識して、脂肪をため込んだり、エネルギーをなるべく消費しないようにと、省エネモードに切り替えてしまう働きをします。

ファスティングをして**短時間で急激に体重が落ちると、脂肪をため込む方向に働くため、リバウンドしてしまう可能性が高くなります**。また、ファスティング中に筋肉が落ちてしまうと、基礎代謝が落ちて痩せにくい身体にもなってしまいます。つまり、ダイエット目的で行うべきではないのです。

そしてもう一つ。腸管などの消化器官は、使わないと機能が衰えてしまいます。定期的に食べ物が入ってくることで消化器官を機能させておくことが大事なのです。

繰り返しになりますが、ファスティングは日頃から暴飲暴食をしている人、不規則な食生活をしている人など、消化器官がフル稼働して疲れきっている人が腸を休ませる目的で行うのなら効果的です。でもそれも、消化機能が衰えないように定期的に上手に取り入れていく必要があるでしょう。

黄金バランスで食べている場合、そもそも消化器官を休ませる必要はありません。だからファスティングの必要もないのです。

新常識4
「野菜を食べると肌がキレイになる」の誤解

野菜にはビタミンやミネラルが豊富に含まれていますから、たしかに食べれば肌はきれいになるような気がしますよね。でも、極端に野菜に偏った食生活をしていると、肌がきれいになるどころか、逆に老け込んでしまう場合があります。

野菜や果物などの色素にはフィトケミカルと言われる成分が多く含まれています。たとえば抗酸化作用で有名なポリフェノールや、目にいいと言われるアントシアニン、トマトに含まれるリコピン、カボチャやニンジンに含まれるβ《ベータ》

-カロテンなどなど。聞いたこと、ありますよね。

野菜にもいろいろありますし、含まれる栄養素もそれぞれ違います。でも、野菜を食べるだけでいいというわけではありません。

何が言いたいかというと、ビタミンやミネラルはもちろん、栄養素というものは、相乗効果によって効果が大きく得られるものだということ。

ビタミンやミネラル＝美と健康、というイメージを持っている人も多いでしょう。でも、栄養素はそれだけではありません。3大栄養素の糖質もタンパク質も脂質も、美や健康に必要な栄養素。野菜以外のさまざまな食材を一緒に食べてこそ、野菜に含まれる栄養素も生きてくるのです。したがって野菜ばかり食べるよりも、いろいろな食品を食べることで、様々な栄養素をかけ合わせて相乗効果を狙うのが最も効率的です。

食物繊維も摂りすぎに注意

野菜は食物繊維を豊富に含んでいます。現代人は食物繊維が不足していますから、野菜を積極的に食べるのは基本的にとてもいいことです。でも、摂りすぎるのも考えもの。実は**食物繊維を摂りすぎると、栄養の吸収が阻害されてしまうのです**。

栄養素は小腸の腸壁から吸収されますが、そこに食物繊維があると、栄養素を吸着して吸収が悪くなるのです。そうなると、いくらいい栄養素を摂っても取り込まれにくくなってしまいます。

もちろん、一般的にほとんどの人が食物繊維不足ですから、普通の食事からは摂りすぎになることはまずありません。

ただ、ダイエットを意識している人に限っては、極端に野菜ばかり摂る傾向があります。それが栄養不足のリスクを高めてしまうのです。サプリメントなどで食物繊維を摂りすぎる人も中にはいますので気をつけましょう。

また、野菜ばかり食べていると、それだけでおなかがいっぱいになって、ほかの食材が食べられなくなってしまう場合があります。それが栄養バランスを崩す一因に。野菜の摂取量は、1日350g目安です。適度な食物繊維は必要ですが、極端に摂りすぎないようにしましょう。

咀嚼が大切

「美容と健康のために朝はスムージーを飲んでいます」

と言う人もよくいます。みなさん、野菜もたくさんとれるからヘルシー、とおっしゃいます。

でもね、食事って〝よく噛むこと〟が大切なのです。

だから、私のダイエット塾では、スムージーはおすすめしていません。

咀嚼《そしゃく》をすることで満腹中枢が刺激され、食欲を抑制してくれます。

早食いの人が太りやすいのも、よく噛まないことが大きな原因です。よく、「カレーは飲み物」だと言っている人もいますよね。

スムージーのような飲み物だけだと、満腹感を得るのが遅くなってしまいます。太りたい人はそれでもいいと思います。うどんでもカレーでもなんでも、どんどん飲み込んでください。

よく噛めば、それだけ消化を助けてくれます。咀嚼することによって唾液が出ます。唾液にはアミラーゼというデンプンを分解する作用がある酵素成分が含まれていますから、胃腸の負担を軽くしてくれます。スムージーはせっかくの「噛む」機会をみすみすなくしているようなものなのです。

それだけではありません。なにより**唾液が出ると、口の老化を防げます。**口のケアについてはあとでもふれますが、口周りのケアは、健康だけでなく、若さを保つのに必須！　加齢とともに唾液の分泌も減っていきますから、意識してよく噛むことはいいことづくめなのです。

栄養というと、とにかくみなさん、栄養素にばかり注目しがちですが、「どんなふうに摂るのか」にも、ぜひ意識を向けてみてくださいね。

新常識5 タンパク質の摂りすぎで太る

「タンパク質は、いくら摂っても太らない」

「筋肉をつけて代謝を上げるために、タンパク質を積極的に摂るべき」……

糖質制限ダイエットが注目されて以降、タンパク質はいくら摂ってもいい、という考えが女性たちの間にも定着していったように思います。

でも、ちょっと待って！

タンパク質の仕事って、筋肉をつくることだけではありません。もちろん、タンパク質を食べたらすべて筋肉になるわけでもありません。

タンパク質が体内で筋肉になれる量は、実は決まっているのです。

だからそれ以上食べてしまうと、筋肉になれなかったタンパク質は脂肪としてため込まれます。

脂肪にしたくなければ、エネルギーとして燃やすしかありません。

たしかに若い女性や高齢者には、タンパク質不足の問題はあります。

とくに高齢者の場合、食が細くなって、タンパク質をあまり摂らなくなるとロコモ（ロコモティブシンドロームといって、立ったり歩いたりする身体能力が低下した状態のこと）になり、将来は介護が必要になるリスクが高くなってしまいます。

でも、タンパク質不足を一様にとらえて、なんでもかんでも食べるのは考えもの。むやみやたらに摂るのではなく、きちんと必要量を摂取すれば十分。まずは自分の必要量を知ることから始めましょう。

タンパク質の必要量

タンパク質の1日の摂取推奨量は、50g（18歳以上の女性）です。100gも200gも摂る必要はありません。

ただし、肉を50g食べたからといって、タンパク質も50g摂れるわけではありません。肉の場合、重量の約20%くらいが、タンパク質の摂取量になります。

つまり、100gの肉を食べると、およそ20gのタンパク質が摂取できるというわけです。となると、50g摂るには、肉を250g摂らなければならなくなってしまいます。

「えーっ、そんなに肉ばっかり食べられない！」

という声が聞こえてきそうですが、みなさん、なぜかタンパク質は肉、魚、卵、豆類にしか入っていないと思っていますよね。

タンパク質って、ごはんやパン、野菜、乳製品、果物など、ほとんどの食材

に入っているって知っていましたか？　思ったより摂れている人も多いのです。

だから、肉や魚からタンパク質を意識して摂ろうとしている人は、タンパク質を摂りすぎている場合があるのです。

また、多くの人が誤解しているのは、タンパク質は動物性食品から摂るべき、という考え方。

タンパク質には肉、魚、卵、乳製品などの動物性タンパク質と、豆腐、納豆、野菜、穀類などに含まれる植物性タンパク質があります。

動物性タンパク質のほうが吸収がいいため、タンパク質といえば動物性を意識する人が多いのはわかります。

糖質制限を実践している人で、鶏の胸肉やささみばかり食べているという人もいます。でも偏ったタンパク質の摂取は、かえってバランスを崩してしまいます。

どんなにヘルシーな食材であっても、なんでも「ばっかり食べ」は危険が高いもの。タンパク質もいろいろな食材から摂ることで、栄養バランスもよく、リスクの分散にもなるのです。

モデル体型ダイエットでおすすめしている**黄金バランスでは、動物性タンパク質：植物性タンパク質の理想は１：１**。これが一番バランスがよく、結果的にダイエットにつながります。

脂肪（脂肪酸）の面から見ても、１：１は完璧なバランス。動物性タンパク質は飽和脂肪酸を含むので、摂りすぎると中性脂肪が増えてしまいます。

いくらごはんを減らし、タンパク質を摂る糖質制限をしても、動物性タンパク質を摂りすぎれば結果的に太ります。

昔から肉や魚、ごはんや野菜を偏らずに食べる日本人は、意識しなくても本当に理想的な１：１のバランスの食事をしていたのです。

だから、「タンパク質を摂らなくちゃ！」と頑張らなくても大丈夫。タンパク質は多すぎず、少なすぎず、ほかの食品とのバランスもとりつつ、適量を摂取するようにしましょう。

新常識6
果物・乳製品は太る？「骨の老化」との相関関係

果物や乳製品を食べると太ると信じている人は多いですね。

果物には果糖が含まれていて、これが太る原因だといわれています。

でも、太るくらい山ほど果物を食べてね、なんて言っていません。

果物を食べて太ることを気にしているのなら、お菓子を控えめにするほうがよっぽど効果的でしょう（私自身も耳が痛いです）。

モデル体型ダイエットでは、果物も必要としています。たしかに糖質は高いけれども、同時にビタミンやミネラル、食物繊維も豊富に含まれています。量を守れば、これほど美容にいい食材はありません。

果糖だから太ると考えがちですが、**生の果物には食物繊維が含まれています**

ので吸収はゆっくりです。

みかんなどは、なるべく薄皮がついたままの状態で召し上がってください。**ジュースなど、食物繊維が取り除かれた状態のものは血糖値が上がりやすくなる**ので注意しましょう。

乳製品はやっぱり骨に影響する

そして乳製品。

乳製品は太るとか、カゼインフリーだとかでダイエットをしている人には嫌われがちな食品です。でも、やっぱり必要なのです。

誰もジョッキで牛乳を飲めとか、チーズを山盛りかけて食べなさいなんて言っていません。

日本の子どもたちは、小学校、中学校まではたいてい給食で毎日牛乳を飲んでいますよね。高校からは多くがお弁当になって、乳製品（主に牛乳）を摂らなくなります。

あとでもふれますが、骨量は成長期に増加し、20歳頃に最大骨量に達します。高校時代に意識して摂っておかないと、一生後悔することになりますよ。

高校生になって牛乳を摂らなくなった人よりも、毎日飲んでいた人のほうが、20歳になったときのＢＭＩ（肥満度を表す体格指数）が低いというデータもあります。

また、乳製品の摂取不足は、老化にもダイレクトに影響してきます。

高校生以降、牛乳をはじめとした乳製品をとらなくなると、骨量に影響を与え、将来的に骨粗鬆症のリスクもアップする可能性もあるのです。

一生の中でピークに達した時点の骨量を最大骨量といいます。

先ほど紹介したように、通常20歳ぐらいで最大骨量に達しますが、それまでの期間、過剰なダイエットなどによるカルシウム摂取不足や運動不足のまま過ごすと、最大骨量は少なく、骨粗鬆症になりやすくなってしまいます。

つまり、10代、20代での無理なダイエットは骨の老化を早める原因にもなります。

もうすでに「若い頃にさんざん無理なダイエットをしてしまった！」という人は急いでください！　今から黄金バランスの食事に取り組んで、これ以上骨量を減らさないようにしましょう。

牛乳が苦手な女性も多いでしょう。その場合はチーズやヨーグルトでも、もちろんＯＫ。私もふだんは牛乳をそのまま飲むことはほとんどありません。コーヒーに入れてカフェオレにして飲んでいます。

ときどき「ソイラテではダメですか？」と言われますが、ソイラテに入っている豆乳は乳製品ではありません。大豆製品としてカウントしましょう。

ちなみに、カフェラテは太りそうだけどソイラテなら太らないと、カフェでソイラテを注文している人を見かけますが、大豆も豆腐も、摂りすぎればそれなりに太ります。大豆や大豆製品はヘルシーなイメージがありますが、決して

こんな間違ったダイエットでは“健康的に”ヤセない理由

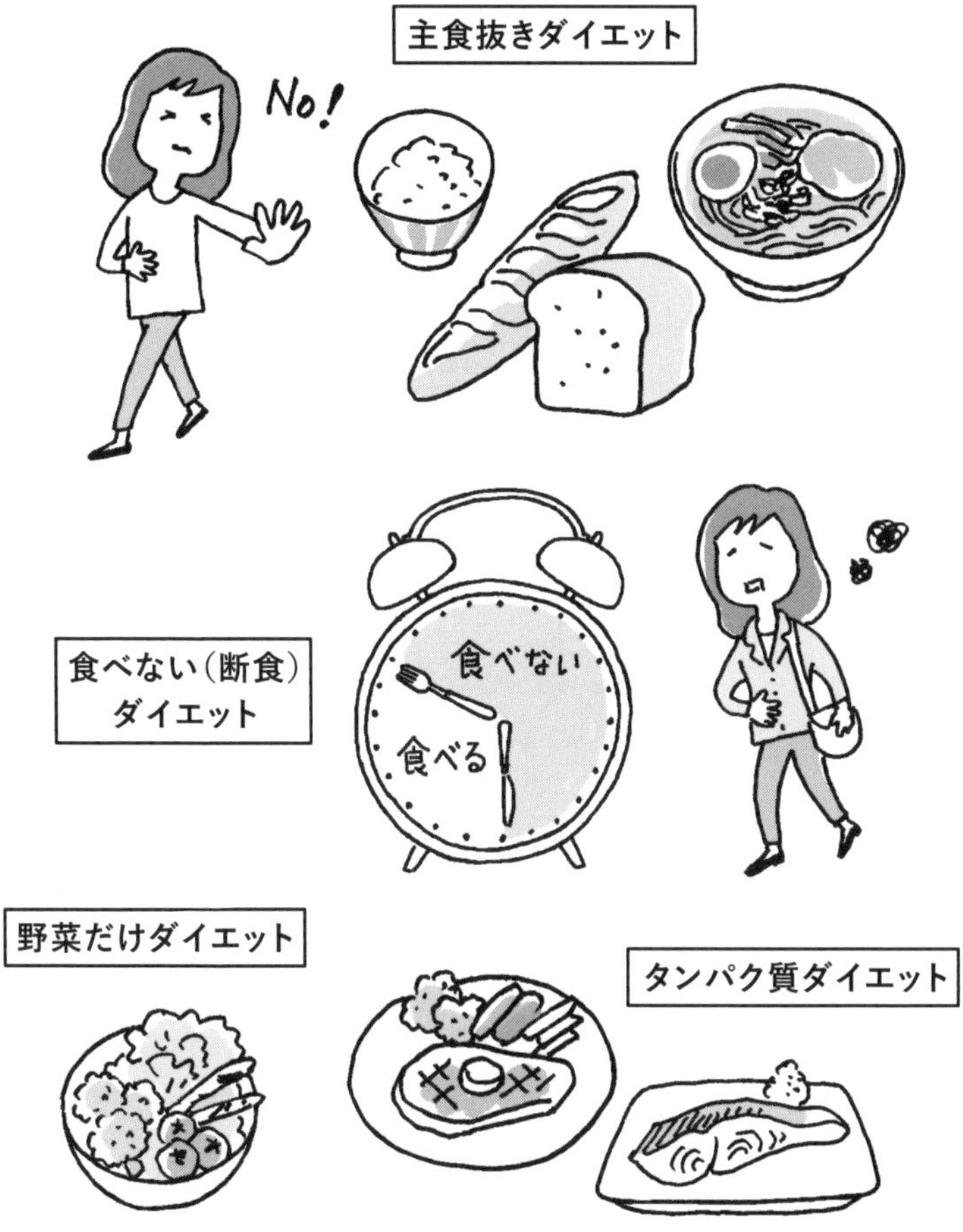

制限ばかりのガマンするダイエットで“栄養バランス”が崩れ、老化や病気の原因に。しっかり食べて満足感を得、すべて“適量”をとることで、筋肉を減らさず効果的に脂肪から落とせる代謝モードにスイッチが入る。

ゼロカロリーではないのを、お忘れなく。

牛乳などの乳製品をおすすめしていると、カゼインフリーを実践している人などから、「先生がそんなこと言っていいんですか！　牛乳は身体に悪いんじゃないですか」などとすごい剣幕《けんまく》で問われることがあります。

もちろん、アレルギーをお持ちの方や、医師から指導を受けている方などにおすすめしているわけではありません。カゼインフリーをして調子がいい方は、続けていただければいいでしょう。

繰り返しになりますが、私がお伝えしているモデル体型ダイエットは、すべて栄養バランス。乳製品もとりすぎず、同時に不足させることもなく、きちんと適量をとっていくことが、美と健康につながるのです。

第2章

まずは、この3つから始めよう！

キレイにやせて若返る！基本の心得

いきなり「黄金バランス」の食事法の詳しい説明に入る前に、まずは取り組みやすい3つの基本の心得からお伝えしましょう。

1 1日3食、主食(好きな穀物)をしっかり食べる
2 水分不足は、代謝が下がって老けるもと
3 姿勢をよくすると、消化吸収がよくなり、お腹スッキリ

この3つの心得を今から身につけることで、肌も体も脳も若返る土台づくりができ、ダイエットが楽に続けやすくなりますよ。

心得1
1日3食、主食（好きな穀物）をしっかり食べる

ほとんどのダイエット経験者が実践済みなのが、「夕飯のごはん（主食）を抜くこと」ではないでしょうか。

「ごはんさえ抜けば、あるいは量を減らせば痩せる」と信じている人のなんと多いことか！

私もよく聞かれるんです。「やっぱり、夜は少なめのほうが痩せるんじゃないですか？」「ごはんを控えめにしたほうがいいですよね？」って。

モデル体型ダイエットでは、朝昼晩の1日3食、穀物（白米、パン、麺類など）をしっかり召し上がっていただきます。

ダイエットをしてきた人はみなさん、ごはんを食べることにとても抵抗があ

ります。ごはんを食べることに恐怖さえ感じている人もいます。でも、ここではっきりお伝えします。

ごはんをちゃんと食べないと痩せません！

ごはん（穀物）は、身体を動かすエネルギー。ごはんを食べないとエネルギーが生まれず、エネルギーが生まれなければそれを燃焼することもできないのです。

信じられないかもしれませんが、モデル体型ダイエットでは、ごはんをしっかり食べた人から痩せていきます。

「えっ、ごはんを食べたら太った経験があるから減らしているのに……」

そう言いたくなる気持ちもわかります。私自身、今まで何度も同じことを経験してきましたから。

私がお伝えしているのは、すべて「結果」から判断している方法です。理論やメカニズムはさておき、大事なのは「痩せた！」と結果を出している人がどんな食べ方をしているか、ではないでしょうか。そう、「痩せている人」の食べ方をマネすることが、痩せる近道なのです。

私が主宰している塾でダイエットを実践している塾生さんこそが、ごまかしのきかないデータです。それも、いままで数々のダイエットに失敗してきた方たちが「これなら確実に痩せた」方法なのです。説得力100％だと思いませんか？　その食べ方が、〝ごはんをしっかり食べること〟だったのです。

よく、「朝は多めで夜は少なめにしたほうが痩せますか？」と聞かれますが、一番結果が出ている人たちは〝朝昼晩3食、同じくらいの量を食べた人〟なのです。

今まで数々のダイエットの取材をしてきたライターさんは糖質制限を心がけ、「白米は太る」と信じ込み、夜はごはん（主食）を抜いていました。でも、まったく体重が減らなかったそうです。

ところが、私のダイエット法を知って、**朝ごはんを和食にして、しっかりごはんを食べ、昼も夜もごはんを食べたら「すとんと2kg痩せた！」**と驚いていました。少し食べすぎてしまっても、すぐに元に戻るそうです。

おまけに便秘も解消したとのこと。今まで〝夜ごはん抜き〟の物足りなさから、お酒やおつまみに手が伸びてしまっていたそうですが、それも自然となくなったそうです。

だから、〝夜ごはん少なめ〟では結果が出ないのです。ここでは「ごはん（白米）」の話を中心にしていますが、パンでも麺類でも同じです。

朝ごはん抜きで代謝が落ちる

ダイエット経験者の中で「夕食を軽めにする」人と同じくらい多いのが、「朝ごはんを食べない」人です。

朝ごはんを抜くことで16時間ファスティングをしている人もいれば、「朝は排泄《はいせつ》の時間」だとしてあえて何も口にしない人、あるいは食べても果物を少しだけ、スムージーを1杯飲むだけ、などなど。

私のダイエット塾の生徒さんで、朝ごはん抜きで痩せた人を一人も見たことがありません。

朝はこれから活動するためのエネルギーを入れる時間。つまり、日中活動するためのガソリンを入れる必要があるのです。

ガソリンを入れずに仕事をしたり、家事をしたりなんて、とてもできません。しかも、**朝からしっかり食べたほうが、1日の代謝量も上がるのです。**

朝が忙しいから抜いている人もいるかもしれませんが、みなさん「朝ごはんを抜くと太る」ことが身をもってわかると、朝ごはんをゆっくり食べるために、自然に早起きしたくなるようです。

当然のことですが、朝ごはん抜きだからといって、夜にドカ食いするなど、言語道断！

そうかといって、朝はいくら食べても大丈夫だと、朝はドーンと食べて、昼食・夕食と先細りするように減らすのも痩せにくいのです。

繰り返しになりますが、〝結果が出ている人〟は、朝ごはんもしっかり食べています。もう〝ごはん〟を怖がる必要はありません。

心得2

水分不足は、代謝が下がって老けるもと

人間にとって水はとても重要です。

なんといっても、人間の身体をつくる成分のうち、最も多いのは水分です。成人の女性の約55～60％と、半分以上が水分なのです。これをおろそかにしては、健康で美しい身体づくりは不可能です。

私が水の大切さに改めて気づいたのは、自分自身が水分不足だったから。私はコーヒーが大好きなので、コーヒーばかり飲んでいたのです。一日を振り返ると、飲み物としてコーヒーしか摂取していない、なんてこともよくありました。「身体によくないかな」とは思いつつもやめられず。それでいろいろ調べて、大学で栄養の勉強もしたら、「水分はやっぱり必要なんだ！」と、当たり前の

ことを再認識したのです。

水分不足になると、あらゆる問題が起こってきます。**体内の半分以上を占める水分が足りないと、代謝がうまく回りません。**

老廃物を流したり、栄養を取り込んだりするのも水です。身体の中の化学反応はすべて水を媒体として行われています。

高齢者が脱水症状を起こすことの理由の一つに、「年を重ねると喉の渇きに気づきにくくなる」ことが挙げられます。実はこの現象、すでに50代を過ぎる頃から始まっています。ダイエットをしている人の中にも、意外に喉が渇いていることに気がつかない人はとても多いのです。

体内の水分が不足すると脱水症状を起こすのはもちろんですが、先ほどお話ししたように代謝を下げてしまうため、結果的に痩せにくくもなってしまいます。

また、水分を十分に補給することで、むくみや便秘を解消する効果も期待できると言われています。

では、どれくらいの水分が必要なのでしょうか。

1日に摂ってほしい水分量は、1・2～1・5ℓ。

食事をすると飲み物としての水だけでなく、味噌汁（お椀《わん》1杯＝約150㎖）やスープなどからの水分もここに入れます。汁物などから摂取する以外にも、少なくとも1ℓ以上の水分を摂取するとよいでしょう。

自分が1日にどれくらいの水を飲んでいるか、一度量《はか》ってみることをおすすめします。意外と飲んでいないことにびっくりするかもしれません。

水を飲むようにしたら、「お通じがよくなった」「肌がきれいになった」という声をたくさんいただきます。

なにより「痩せたいな」と思ったら、水を多めに摂ることがとても大切です。代謝がアップして、痩せてくる人が多いのです。普段、あまり水を飲んでいなかった人は、最初はむくんだり、一時的に体重が増えたりするかもしれません。でも、続けていくうちに体重は落ち着いてきます。

水分は、一気に飲むのではなく、1日の中でこまめに摂るようにしましょう。

寝ている間に汗をかき、かなり水分が失われているため、朝起きてコップ１杯の水を飲みます。仕事や家事の合間にもちょこちょこ飲みます。食事前にコップ１杯の水を飲むと、食べすぎも防げます。

こうしてちょこちょこ飲むと、意外に1・2〜1・5ℓくらいの水は飲めてしまうものですよ。

人により、水の適量には幅があります。毎日3〜4ℓというと少し多いように感じますが、よく運動する人や、のどが渇くので無理してでなくて飲めるようなら、２ℓを超えてもよいと思います。

何が「水」か知っていますか？

代謝アップのための「水」の定義をここでお伝えしましょう。

ダイエット塾の塾生の中には、コーヒーやお茶を飲んでいるからいいだろうとか、豆乳を飲んでいるから大丈夫です、などとおっしゃる人もいます。でも、

コーヒーや紅茶、緑茶などのようにカフェインが入っているものはお水にカウントしません。

「水分を摂ってください」というときの水分は、理想としてはただの「水」のことを指します。ミネラルウォーターが理想ですが、浄水器の水でも水道水でもオッケーです。大切なのは、毎日続けられること。自分が一番楽で、おいしく飲める水を選びましょう。

モデル体型ダイエットを本気でやりたい人には、水分摂取をするなら、やはり「水」そのものを飲むことをおすすめしています。

ただ、水だけを飲むのはつらいという人も多いので、ノンカフェイン飲料ならOKとしています。**麦茶やルイボスティー、黒豆茶、甜茶、そば茶なども水分としてカウントしてかまいません。また、炭酸水もおすすめです。**

だからといって、カフェインが含まれるコーヒーや紅茶、緑茶、ウーロン茶などを飲んではいけないわけではありません。

カフェインには代謝を上げるなどメリットもあります。問題になるのは、あくまでもカフェインを摂りすぎること。過剰に摂取しなければいいのです。なんでもほどほどが続けられるコツです。

コーヒーが好きな方は1日2〜3杯なら飲んでもいいのですが、脱水につながりやすくなることだけ、覚えておきましょう。カフェインを含む飲み物を飲むと、それと同じくらいの水分が出て行ってしまうからです。

つまり、カフェインを含む飲み物は、どんなに飲んでもプラスにはならないということなのです。

私は、**カフェインを含む飲み物を200㎖飲んだから、同じ200㎖くらいの水分を補給しましょう**とお伝えしています。それでようやくプラスマイナスゼロになるのです。

すると、「それはつらいです」とおっしゃって、自然とコーヒーを控えるようになる方もいます。

なお、いわゆるエナジードリンクには、コーヒーとは比べものにならないほどのカフェインが含まれています。

エナジードリンクを飲むと安眠できなくなる人も多いのです。できれば飲まないに越したことはないのですが、どうしても飲みたい場合はお昼までに飲むようにしてください。それ以降に飲むと睡眠に影響が出てきます。

とくに50代以降は、眠りが浅くなる人や、中途覚醒してしまう人が増えてくる年代です。追い打ちをかけるようにカフェインを摂りすぎるのは、美容と健康にもよくありません。

「水分を摂るようになると、トイレが近くなるからイヤだ」という声もよく聞きます。

夜、寝ているときや早朝などに、トイレに行きたくて目が覚めてしまう人もいますよね。水分を摂ることによって睡眠が妨げられてしまう――。たしかにそれも事実です。

そのような人には、「水分摂取を我慢してでも、いらないものを体にためておきたいですか？」とお伝えするようにしています。トイレのために目が覚めてしまうことよりも、水分摂取のほうが重要と私はとらえています。**水は解毒《げどく》に絶対必要なもの**なのです。

また、**水分摂取で代謝がアップすれば細胞も若返り、結果的に骨も若返る**など、いいことばかり。

皮膚科の先生に聞いた話ですが、とくに50代以降の女性のカサカサ肌にも水分摂取は必須だそうです。いくら保湿しても改善しなかった乾燥肌が、水分を意識して摂るようにしたらよくなったというのです。**外から化粧品などで保湿をして補うことよりも、体内から水分を満たすことが必要**だったのですね。

水分摂取による身体への影響は、本当に私たちの想像をはるかに超えて大きいのです。これを機会に、ぜひ「水」と向き合って上手に摂取してみてくださいね。

心得3

姿勢をよくすると、消化吸収がよくなり、お腹スッキリ

モデル体型ダイエットでは、無理な運動は不要です。その代わりに重要視しているのが「姿勢」です。

一般的なダイエットの話の多くは、何を、どう食べるか、食べないかを食事指導をするもので、運動は二の次ですよね。その運動さえ、しなくていいと言っている私が「姿勢」だけはこだわっています。

一言でいえば、普段の姿勢を意識すること。これだけです。

姿勢に気をつけるだけで、消費カロリーが増加して代謝がアップしていきます。

歩くとき、座るとき、立っているとき。いつも正しい姿勢を意識しましょう。

座るときは腰を反らしすぎないように注意して、腹筋に力を入れます。骨盤を立て、内ももに力を入れるようにしましょう。

慣れないと、きちんと座っているだけで相当疲れてしまうことでしょう。

立っているときは視線を前に向け、頭をまっすぐ背骨の上に乗せるイメージで。ひざも伸ばしましょう。

歩くときは腹筋に力を入れて足を伸ばし、下を向かずに歩きます。それだけでお腹も引き締まってきます。

実は、姿勢って、とっても奥が深いのですよ。

姿勢が悪くなると、背中が丸まります。すると内臓が圧迫されるので、消化が悪くなるのです。

そう、食事の栄養を取り込むことにダイレクトに影響してしまうのです。どんなにいい栄養を入れても、それはとても残念！　内臓が圧迫されれば、便秘にもつながります。

ただでさえ骨量が少なくなってくる年代。姿勢が悪いと骨も縮んできてしまいます。だから正しい姿勢をキープして、身体を支える筋肉と骨も大切にしなければなりません。

姿勢がよくなるとあふれる「ピンクシャワー」

それだけではありません。**姿勢が悪い状態では、「ああ、痩せない」「疲れた」「もうヤダ」と、マイナスな言葉しか出てこない**のです。

一度、姿勢を正してみてください。

肩を一度グッと上げ、ストンと落とし、肩を開いた状態に。そして頭蓋骨を背骨の上に乗せるようにイメージしてください。そうすると、あごは若干、いつもより上を向くはずです。

その状態で「疲れた〜」って出てこなくないですか？

姿勢を正すと、なぜかポジティブになるのです。

姿勢を正すとポジティブになる。この状態を、私の塾では「ピンクシャワーが出る」と表現しています。

姿勢を正して胸元をグッと開くと、自然と口角も上がってきませんか？　すると胸元からピンクシャワーが出るのです。オーラみたいなイメージです。ぜひ、実際に感じてみてください。

せっかく痩せても、姿勢が悪い人はキレイに見えません。モデル体型ダイエットでは、ただ痩せるのではなく、健康でキレイに生き生きと輝く女性になることを目標にしています。

痩せて目標値を達成したのに、なぜか老けて見えてしまう人は、「ピンクシャワー」が足りないのです。

「せっかく目標を達成したのに、痩せても誰にも気づいてもらえないんです」と落ち込んでいる50代の女性がいました。その人に「姿勢を正してみて。それだけでキレイに見えるから」と言いました。

スッと背筋を伸ばした彼女、一瞬でとても若々しく、魅力的に変わりました。

姿勢がよくなっただけで自信にあふれ、口角が上がり、素敵な笑顔に。ピンクシャワーがあふれていました。

極端に言えば、そんなに痩せなくたって、姿勢がよくなっただけで痩せてキレイに見えます。

姿勢を正して胸を開き、遠くまでピンクシャワーを届けるイメージで。姿勢を正すと気持ちもポジティブになって、自己肯定感もアップします。

姿勢を正せばすぐ痩せる、というほど即効性があるわけではないけれど、痩せるためにこの力は侮れません。

きっと、あなたの周りにいる人も幸せ気分を感じることでしょう。

私の経験上、マイナス思考の人は痩せにくく、前向きな人はどんどんキレイになっていきます。

何より、背中を丸めて「ちっとも痩せない……」と言っている人を見るよりも、姿勢を正してピンクシャワーを出している人のほうが素敵です。

そして相手に向かって出したピンクシャワーは、必ず自分にも返って来ます。

姿勢をよくするだけで、お腹が引き締まる!

ねこ背から骨盤を立てる方法

1. 骨盤の横に手をあてる
2. 手首をそのまま前にひねり、骨盤を立てるように動かす

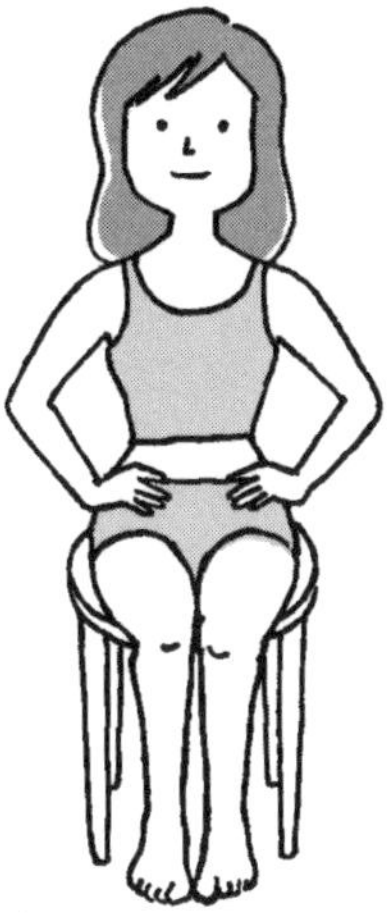

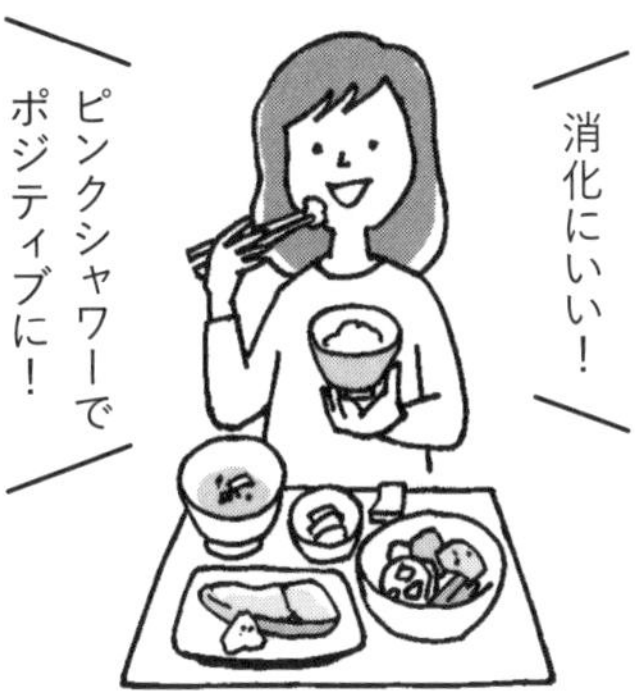

骨盤を立てる

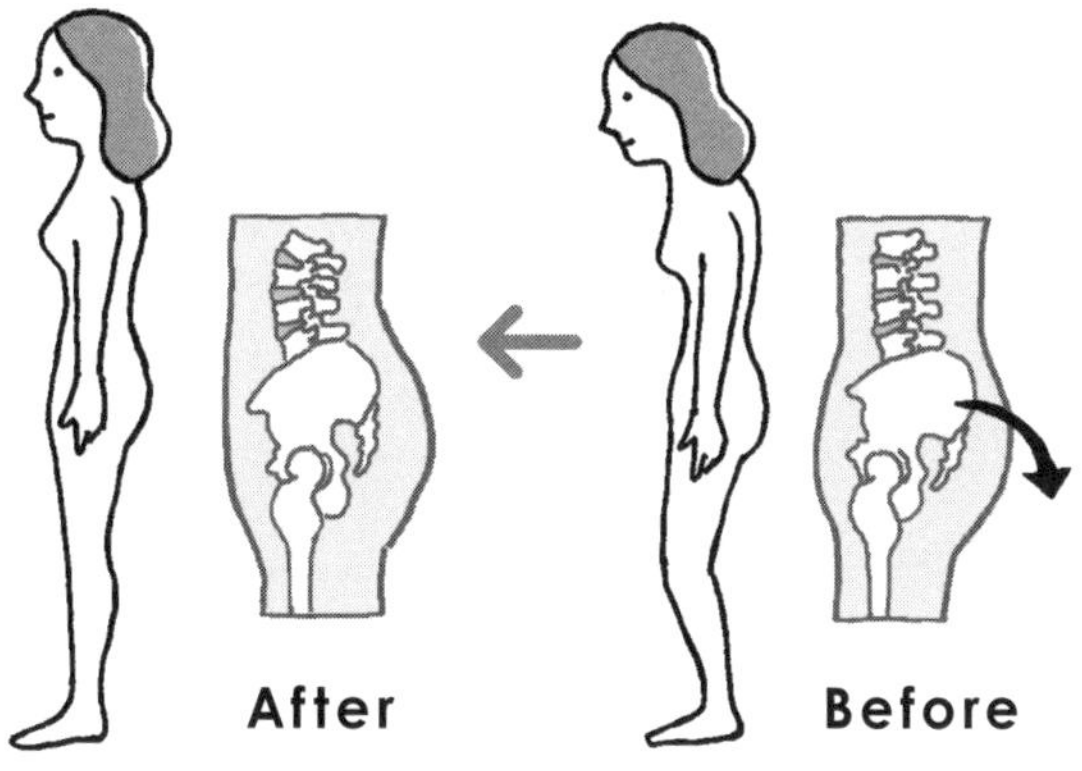

姿勢がいいとポジティブなことを言いたくなるもの。

「こんなに食べているのに全然太らない私って、スゴイ！」

「好きなものを食べて、キレイになっちゃう！」

と、どんどん自信がついていきます。

自画自賛になりますが、モデル体型ダイエットの素晴らしいところは、健康的に痩せてキレイになって、ポジティブになって精神的にも安定するところです。

心と体の土台となる姿勢を正すことはとても大切。心と体のバランスが整って初めて、ダイエットも成功したといえるのです。

モデル体型ダイエットで痩せたら、夫婦関係・親子関係がよくなり、家庭の中が明るくなった、というご報告、とっても多いのですよ！

おいしく食べるだけで、痩せて、家庭円満!!　これ、最高ですよね。

第3章

面倒なカロリーや栄養の計算はいらない！

実践！すごい「黄金バランス」の食事法

「黄金バランス」で食事をするとやせられる理由

ここから、いよいよモデル体型ダイエット塾で実践している方法の具体的な中身について詳しくお伝えします。

と言っても、難しいことは何もありません。

ひと言でいえば、「黄金バランス」でお食事をするだけ。

では、その「黄金バランス」とは何なのでしょうか。

「黄金バランス」は私が名付けたもの。日本でただ一つの栄養ガイドラインである厚生労働省の「日本人の食事摂取基準（2020年版）」を元にしています。

「栄養バランスよく食べるのがいいのはわかるけど、なんだか面倒くさそう」

「『食事摂取基準』なんて栄養士さんが使うもので、自分のように、普通に〝毎日の食事を作る人〟〝食べる人〟には関係ない」

そんなふうに思ったかもしれません。

急に面倒くさくなりましたか？　でも、大丈夫。細かい栄養素を覚えることや、カロリー計算なしで、わかりやすく、何を食べればいいのかシンプルにしたものを「黄金バランス」としてご紹介していきます。

この「食事摂取基準」には、30種類以上の栄養素の推奨量（推奨量がないものは、目安量または目標量）が記載されています。その**栄養素の推奨量以上をすべて摂取できるようにプログラムしたものが、「黄金バランス」**です。

今、ちらっと「地味！」「まじめ〜」って思いましたね？　私も最初はそう思っていました。栄養士さんが教える食事なんて、まじめでダサくてやりたくない、って。

私も今までモデルさんがやっているダイエットをはじめ、○○式ダイエット、ファスティングからパーソナルトレーニングまで、かっこよくておしゃれで華やかなダイエットを数々試してきました。

でも、結果はなかなか出ませんでした。いえ、正確に言うと、どんなダイエットでも頑張れば痩せることはできました。でも……。

一時的には痩せても、すぐリバウンドしてしまう。

苦労してせっかく痩せたのだったらその体重をキープしたい。でもなぜ私にはできないのだろう？

とくに40代半ばを過ぎたあたりから、食べる量を減らしているのに体重はじわじわ増えていくばかり。このまま少しずつ太って、いつのまにかそれが定着してしまうかもしれない。何のためのダイエットだったの？……

そう考えたら今まで必死で頑張ってきたことがなんだかバカらしくなってしまったのです。

「だったらもうダイエットなんかやめて、健康のためにも、普通に食べてみようかな」と思うようになりました。

そして、栄養バランスのとれた食事を朝からとるようにしました。当時は栄養のことを学んでいませんでしたから、見よう見まねで「こんな感じかな」という程度。１日３食しっかり食べて、おやつは１日１個だけご褒美に。運動はせず、時には外食も楽しんで。

そうしたらみるみる痩せて、なんと20代の頃の体重に戻ったではありませんか！ **半年間でマイナス10kg**を達成してしまったのです。

しかも、普通においしく食べられるから、「これなら一生続けられる！」と確信しました。これが「モデル体型ダイエット」に行き着いたきっかけです。

その後、もっと栄養のことを勉強したいと、53歳で女子栄養大学短期大学部に入学し、栄養士の資格を取得。日本で一番安全で、健康的に痩せられるダイエットに進化していきました。

痩せるためにカロリーを減らしたり、食べなかったりするダイエットはもうおしまい。

とくに50代以降は、必要な栄養素をプラスしていく、満たされるダイエットを意識しましょう。

〝栄養バランスがいい〟ってどういうこと？

「栄養バランスよく」と言われても、実は具体的にどうやって食べればいいのか？　意外とわからないものですよね。

だから、何かを基準にしなければならない。そこで、私は日本で唯一の栄養データ、厚生労働省の「日本人の食事摂取基準」を参考にすることにしました。

そのデータをもとに食べてみた。そうしたら痩せたというわけです。

「日本人の食事摂取基準」には、タンパク質、炭水化物、ビタミン、ミネラルなど、それぞれの栄養素の専門家が「日本人にはその栄養素がどれくらい必要か」という最もエビデンスレベルの高いデータを精査して設定したものが記載されています。

しかし、それぞれの栄養素を全部食べたらどうなるのか。おそらく今まで誰一人として、その通りに食べた人はいなかったのではないかと私は思っています。

それを忠実に実践したうえで検証した人は、おそらく日本で私が初めてかもしれません。私は日本人の食事摂取基準を日本一、守っていることを自負しています。

もちろん、「日本人の食事摂取基準」には、「この通りにすると痩せます」なんて、ひとことも書いてありません。痩せるためにつくられた基準ではありませんから。

でも、その通りに実践してみたら、効率よく脂肪から燃焼され、代謝のいい体がつくられることがわかりました。

結果、実践した塾生の90％以上もの人が効果を感じ、結果を出しています。「日本人の食事摂取基準」は、実はすごい〝魔法のダイエットバイブル〟だったのです!!

このあと、どんなものを、どれくらい食べたらいいのか、わかりやすく紹介します。もちろん、手に入りにくい食材は一つもありませんし、普通に食卓に並ぶものばかりです。

でも、意外と「意識して食べていなかったものが多い」ことに気づくかもしれません。

たとえば、果物などは「たまにしか食べていません」という声をよく聞きます。読者のみなさんはどうですか。いつもご家庭に果物を常備していますか。

「黄金バランス」をもとにしたモデル体型ダイエットの基本は、ダイエットといえないくらい自然で身近なもの。なぜなら、普通に生活することがダイエットになるからです。

道具も必要ないし、決まった食材をとることもありません。スーパーで食材を買うこと以外、お金もかからず、特別なものは一切使わず、おいしいと思うものを食べられるダイエットなのです。

では、さっそく実践してみましょう!

一汁三菜が「黄金バランス」に変わる

食事摂取基準を栄養素レベルで考えるととても難しくなってしまいますが、それを食品レベルに落とし込んだのが、「黄金バランス」です。

そして、その基本が一汁三菜です。

あらためて、一汁三菜とは、日本人の主食であるごはん（穀物）に、汁物と3つのおかず（主菜、副菜、副副菜）を組み合わせたものをいいます。

黄金バランスを食品に落とし込むと、穀物、肉、魚、豆、油、乳製品、卵、野菜、果物、いもの10種類になります。

この10種を一汁三菜でとるのは簡単です。

逆にいえば、一汁三菜を意識するだけで、食事が簡単に黄金バランスに変わるのです。

黄金バランスで足りないものがあると、脂肪が効率よく燃焼せず、脂肪がつきやすくなってしまいます。

細かい分量は置いておき、まずは一汁三菜を感覚でつかんでみましょう。

主食のごはんは、お茶碗1杯。

主菜となるおかずには、肉か魚か豆を選びます。卵でもいいですが、できれば肉・魚・豆の中から1つ。

主菜には、野菜を付け合わせます。たとえばお肉を選んだら付け合わせの野菜も選びましょう。トマトでもキャベツでもなんでもOKです。

味噌汁やスープなどの汁物で野菜をとります。豆腐などのタンパク質が少し入ってもかまいません。

そして副菜でも何か野菜をとります。おひたしでもいいでしょう。ここでもタンパク質が少量入ってもかまいません。

「一汁一菜」食事法

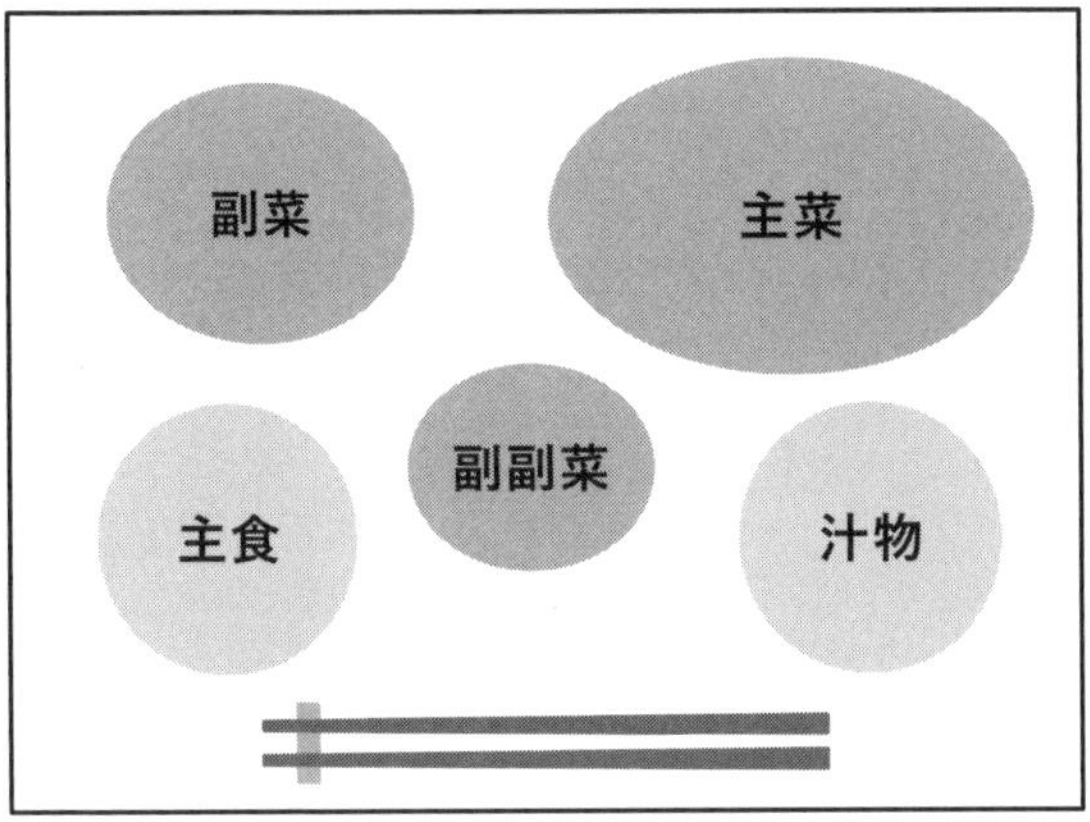

主食	穀物　茶碗1杯(中盛り)
汁物	お味噌汁、スープ類
主菜	肉・魚・豆・卵が中心メニュー 野菜つけ合わせ
副菜	野菜中心、タンパク質少量入ることもある
副副菜	野菜中心(いも類・果物)

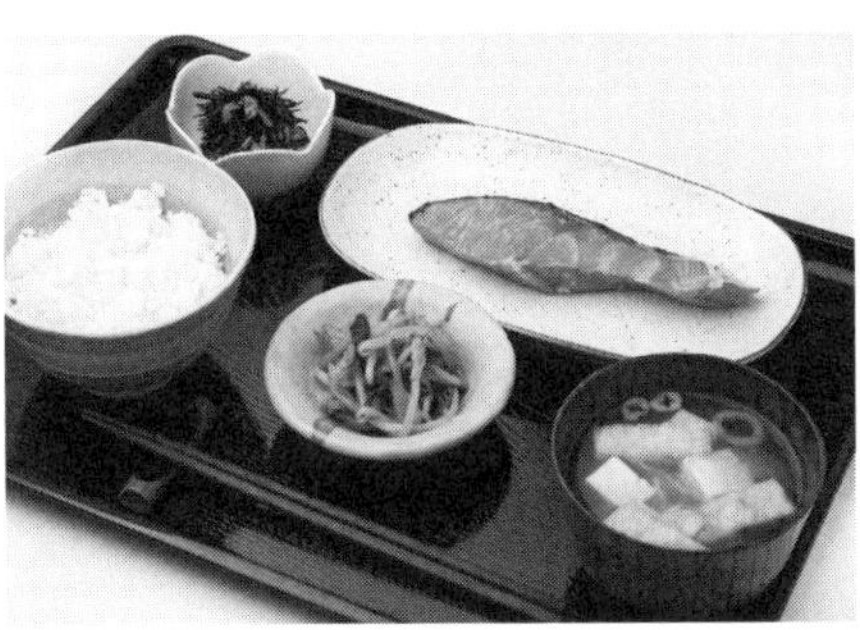

＼おいしく食べて美と健康を／

一般的には、これに副副菜としてお漬物などの野菜をプラスして一汁三菜としますが、副副菜は、なくてもかまいません。

なお、調理などに使う油は1食につき小さじ1を目安にしてください。

間食については、あくまでも〝甘いもの〟ではなく、「補食」という考えでいえば、次のようになります。

●牛乳、チーズ、ヨーグルトなどの乳製品
●果物を両手のこぶし分くらい
●さつまいも、じゃがいもなどのいも類をこぶし1個分

この3種類とも1日にすべて摂取します。

一汁三菜がわかりにくい人は、前のページの図を利用しましょう。この図にあてはめていくだけで、一汁三菜の食事ができますよ。

やせたい人は、ごはんの量を減らさない

これを1日朝・昼・晩の3食で心がけていけば、だいたい黄金バランスが達成できてしまいます。

それぞれの食材について、どれくらいの量が目安になるのか、このあとにご紹介しますが、そんなに神経質にならなくても大丈夫です。

よく、「汁物に肉やいも類が入っているのですが、大丈夫ですか」「豆腐の量が多いかもしれません」などなど、細かい質問をいただくことがありますが、そんなに厳密に考えなくてもいいですし、食材が重複してもかまいません。

これで健康を損なうことなく、必要量を十分に摂ることができますし、多少は量が増えたりしても、太ることはあり得ません。

もし、一汁三菜を実践してみて、量が多いなと感じた場合は減らしてもかまいません。

よく、どうしても痩せたいからと、自主的に量を減らしてしまう人がいますが、どんなに痩せたくても、ごはんの量は減らさないほうが安全です。

一汁三菜を提案すると、どうしてもごはんの量を減らして、肉や魚などのタンパク質を多めにしてしまう人が多いのです。糖質オフの癖がなかなか抜けないのですね。そうなると、せっかくの「黄金バランス」が崩れてしまいます。

まずは、ざっくりとスタートしてみましょう。それで身体に変化があるかどうかを見てください。ここに紹介した食事を意識するだけで、かなり食生活は変わるはずです。しかも不足感なく。

多くの人が、「体調がよくなった」「疲れにくくなった」「便秘が改善した」「食べても太らなくなった」などとおっしゃいます。

洋食の黄金バランスは？

一汁三菜というと、どうしても和食をイメージしますね。また、ヘルシーな食事を意識すると、どうしても和食になりがちです。

私も以前はパンが大好きでよく食べていましたが、50歳を過ぎてから和食を好むようになりました。

でも、決して洋食がダメなわけではありません。

黄金バランスでは、パンもパスタもOKです。洋食の場合はお茶碗や汁物、小鉢などで一汁三菜をイメージがしにくいので、パンが好きな方はワンプレートで試してみるといいでしょう。

ワンプレートでは、主菜、副菜、副副菜など野菜を小分けにできないので、全体に野菜を多めにするイメージです。

主菜に肉か魚か豆があり、**ワンプレートの3分の2くらいを野菜**にします。生野菜だとたくさん食べられないという方は、温野菜を混ぜるとよいでしょう。汁物はスープになると思いますが、ここに野菜をたくさん入れて実《み》だくさんのスープにすると、あっという間に1食分の野菜を消費できてしまうでしょう。

穀物・野菜・タンパク質…何を、どれだけ食べればいいか

①穀物

ここまで、白米、パン、麺などの穀物（炭水化物）を1日3回、しっかり食

べましょう、とお伝えしてきました。

炭水化物は、糖質と食物繊維を合わせたもの。炭水化物に含まれる糖質は、3大エネルギーの1つであり、体を動かす原動力です。糖質がなければ、健康的に体を動かすことができなくなります。

糖質制限ダイエットでは、糖質が目の敵にされていますが、**糖質というエネルギー源があって初めて、脂肪も燃焼させることができる**のです。

白米やパンを食べるのは太るから怖いという人が多いのですが、実際にモデル体型ダイエットでは、白米やパンを食べて痩せているという事実を知ってください。

1食あたりの穀物の量

● 白米（ごはん茶碗1杯）約150g
● 食パン（6枚切）　1枚半　約90g
● 食パン（8枚切）　2枚　約90g
● パスタ　3分の2人前（1人前は約250g）
● そば　1人前（約180g）
● うどん　1人前（約255g）

※パスタ・そば・うどんは、ゆでたあとの重量

右の穀物の中から好きなものを選んで、1日3食、しっかり食べてください。

パンが好きならパンを、麺類が好きなら麺類を食べてもいいのです。穀物のルールでいちばん大切なのは、**「自分の好きな穀物を選ぶ」**ということです。

パンが好きなのに、無理してごはんばかり食べなくてもいいし、ヘルシーだ

からといって、本当はあまりおいしいと感じていないのに玄米とかオートミールを食べなくてもいいのです。

実際、今まで白米を我慢していた人も白米を食べて痩せましたし、パンを食べても痩せました。何がいいって、みんな好きなものを食べているからハッピーなのです。**食事がおいしくなかったら続きません**よね。

パンやパスタもOKというと、必ず「『グルテンフリー』でなくてもいいですか？」と聞かれます。白米以上に、パンやパスタなどグルテンを多く含むものを食べると太ると思っている人が多いのです。

でも小麦アレルギーなどでない人なら、結果は関係ないとお伝えしています。実際、パンや麺類から穀物を摂取しても痩せられた人もたくさんいます。

ただし、いくつか注意があります。

パンを選ぶときには、**「甘くないパン、油分の少ないパン」**を選ぶこと。

デニッシュパンやクロワッサン、菓子パンはおいしいですが、これらを選んでしまうと、糖分や油分がオーバーし、バランスが崩れてしまいます。

このルールさえ守れれば、食パンであろうと、フランスパンであろうと、くるみパン、ライ麦パンであろうとかまいません。

また、麺類の中でも外食でラーメンやパスタを食べるときは、1人前の量が多めになりがちです。また、味付けも濃く、油分も多いため3分の1くらいは残すようにしましょう。

これだけ好きなものを選べて、1食分として十分な量を食べることができます。ぜひ、おいしい！ と心から思えるものを選び、楽しくお食事してください。そうでなければ続かないでしょう。

私は、黄金バランスの肝は「穀物」だと考えています。穀物の量を減らしたり抜いたりすることなく、いかに満足しておいしくとり続けるかが、成功の鍵となります。

食べたい穀物を1日3つ選んで食べましょう

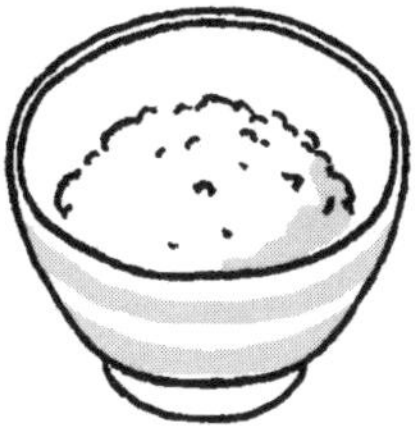

ごはん
茶碗1杯（約150g）

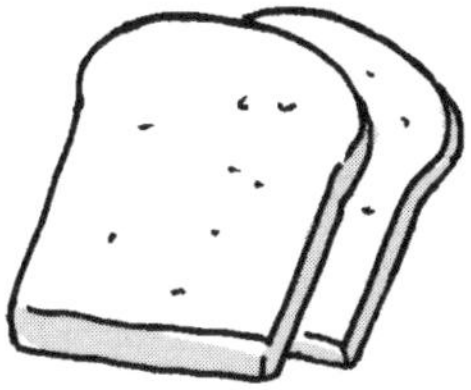

食パン　6枚切1枚半
（約90g）　8枚切2枚

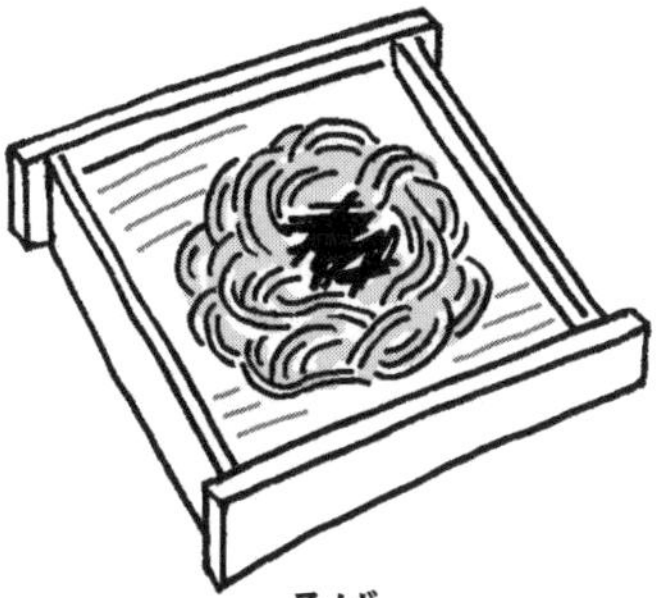

そば
1人前（約180g）

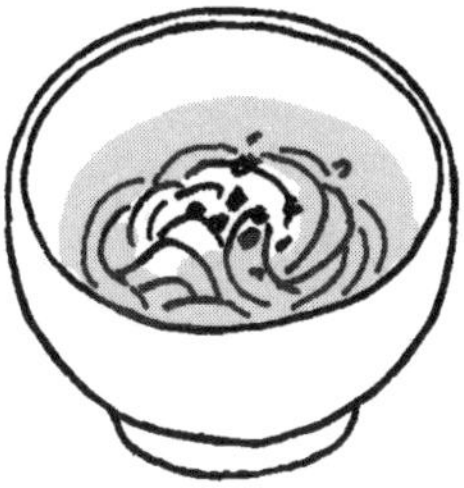

うどん
1人前（約255g）

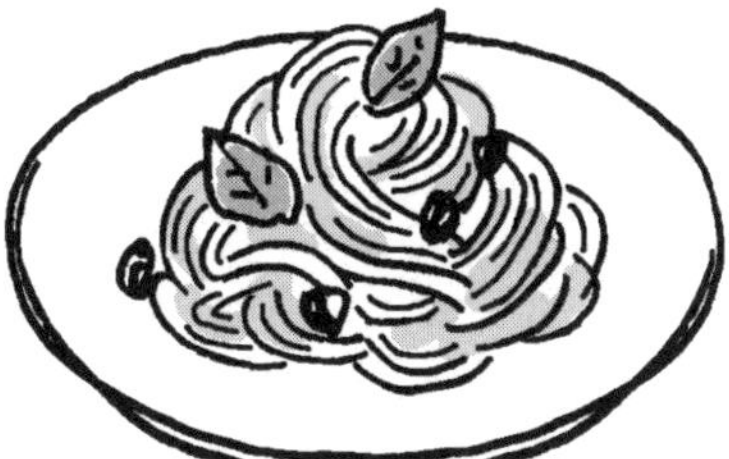

パスタ
2/3人前（1人前は約250g）

②野菜

ダイエットをしている人が、「これだけは意識して多めにとっている」というのが、野菜ではないでしょうか。

モデル体型ダイエットでも、もちろん野菜を積極的にとることをおすすめしています。ダイエットのためだけでなく、健康のためにも、意識して摂取しましょう。

1日あたりの野菜の摂取量は、350g。自分が好きな野菜を組み合わせて1食120g程度になるようにしましょう。この350gというのは、生野菜の状態で量った重量です。食べ方は生野菜でも温野菜でもかまいません。

「350gなんて多すぎて、とてもとれない！」と思われる人もいるかもしれませんが、きゅうり1本で100g（半分で50g）、プチトマト1個で10gです。

しかもキノコ類や海藻類もカウントしてOKなので120gは意外とすぐとれるでしょう。ただし、ここでは、いも類はカウントされません（いも類は

１１１ページ参照）。

よく、緑黄色野菜と淡色野菜の割合を気にされる方や、オーガニックの野菜にこだわる方がいますが、とりあえず細かいことは気にしない！　気にしはじめると、途端に野菜をとることが義務になり、一気にテンションが下がってしまいます。

上手に野菜をとるコツは、嫌いな野菜を無理して食べないこと。好きな野菜をおいしく食べましょう。

忙しいときはコンビニやスーパーでお惣菜《そうざい》を買ってくるなどしてもかまいません。とにかく、できるだけ気楽に、続けることが肝心なのです。

足りない場合は、ゆで野菜や、味噌汁やスープに入れるととりやすいですよ。野菜を簡単にとれるおすすめレシピも１３４ページに紹介しているので、参考にしてみてください。

1食あたりの野菜（生）の量（組み合わせて120g／1日あたり350g）

●キャベツ4分の1個＝約300g　●ブロッコリー1房＝約15g
●プチトマト1個＝約10g　●きゅうり1本＝約100g
●大根2分の1本＝約400g　●レタス2分の1個＝約150g
●にんじん1本＝約200g　●なす1本＝約80g
●玉ねぎ1個＝約200g
●海藻類（例）カットわかめ　小さじ1＝約10g）
●きのこ類（例）しいたけ1個＝約20g、しめじ1パック＝約100g）
●カボチャ4分の1個＝約400g　●ほうれん草1束＝約200g
●小松菜1束＝300g　●アスパラガス1束＝100g
●スナップえんどう中5＝25g　●オクラ1本＝7g
●豆苗1パック＝100g

食べたい野菜を組み合わせて 1日350g（生で計量）以上、食べましょう

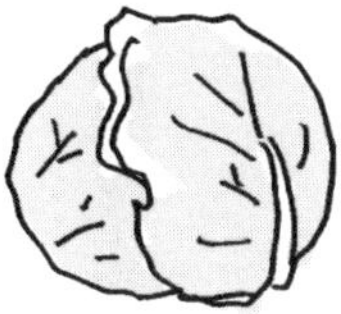

キャベツ
1/4個＝約300g

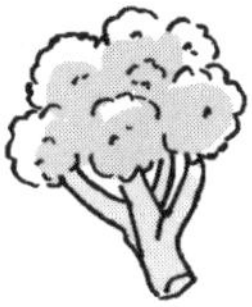

ブロッコリー
1房＝約15g

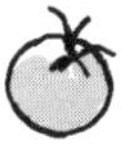

プチトマト
1個＝約10g

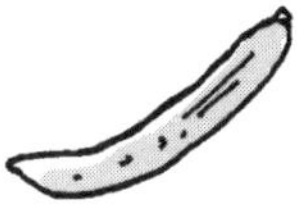

きゅうり
1本＝約100g

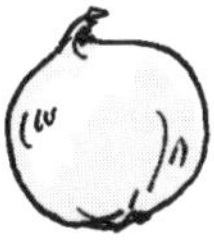

玉ねぎ
1個＝約200g

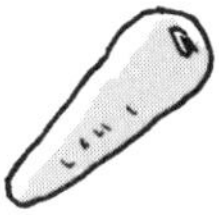

にんじん
1本＝約200g

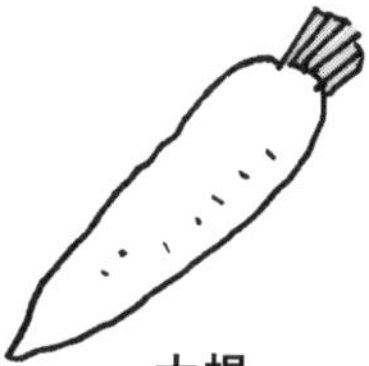

大根
1/2本＝約400g

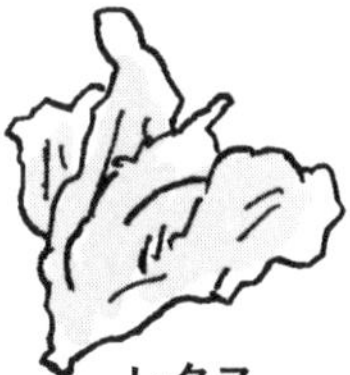

レタス
1/2個＝約150g

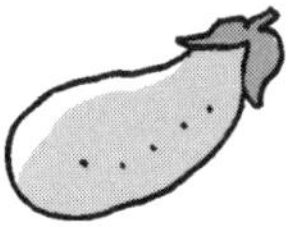

なす
1本＝約80g

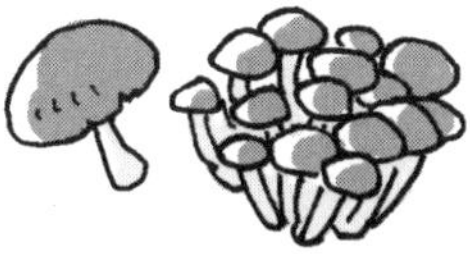

きのこ類
㊟ しいたけ1個＝約20g
しめじ1パック＝約100g

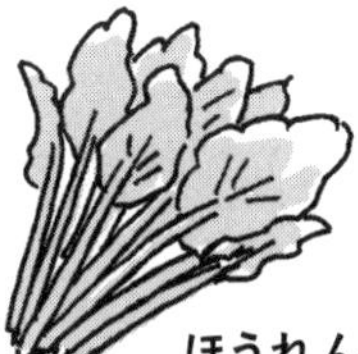

ほうれん草
1束＝約200g

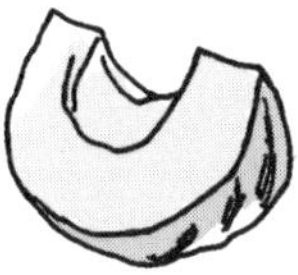

カボチャ
1/4個＝約400g

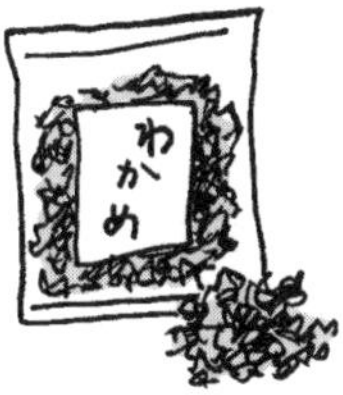

海藻類
㊟
カットわかめ
小さじ1＝約10g

③肉・魚・豆・卵

肉・魚・豆・卵などに多く含まれるタンパク質。タンパク質は筋肉をはじめ、体の土台をつくる重要な栄養素であり、3大エネルギー源の一つです。

前にご紹介したように、いろいろなダイエットを試してきた塾生にも、「タンパク質を食べています」と言う人はたくさんいました。でも、タンパク質だけを食べればいいというわけではないのは、すでにお話しした通りです。

「タンパク質は豆腐と納豆から摂っています」と言う人もいます。豆腐や納豆の大豆製品はヘルシーなイメージが強いためだと思いますが、タンパク質は大豆製品からしか摂らないというのも考えもの。

肉、魚、豆など、タンパク質にはそれぞれのよさがありますから、1種類だけに偏らず、いろいろな食材を食べるようにしましょう。

また、同じ肉でも、鶏肉ばかり（ダイエットをしている人は、鶏の胸肉や、ささみばかりとりがちです）ではなく、牛肉や豚肉などもとるようにしてローテーションを組むようにするとよいでしょう。ただし、肉は皮と脂身はなるべく除去することをおススメします。

肉や魚の目安については、種類が多く、個体によっても違うので、g（重量）ではなく、ここでは「手ばかり法」を使っています。

手ばかり法とは、手のひらに乗る分を目安にしたもの。一般に背の高い人や体格がいい人は手も大きく、背の低い人や小柄な人は手が小さいもの。自分の手の大きさに合った量が、自分の適量にもなります。

卵は1日1個が目安。卵は完全栄養食品と呼ばれビタミンCと食物繊維以外の栄養成分は全て含んでいます。タンパク質は20種類のアミノ酸からつくられていますが、中でも人間の体内で合成することができず、食品から摂取する必要があるアミノ酸を必須アミノ酸といい、9種類あります。この必須アミノ酸がバランスが非常によいため利用効率が高く良質タンパク源となります。

卵はコレステロールを多く含むため、食べないようにしている人もいるかもしれません。たしかに、卵はコレステロールの量が多いのですが、怖がることはありません。コレステロールは体内で合成されますが、食事からの摂取量が多ければ、合成量は少なくなり、摂取量が少なければ合成量が多くなるといったように、調整されているからです。

1食あたりの肉・魚・豆の量

- 肉　手のひら分
- 魚　脂の多い魚（マグロ、ブリなど）は手のひら分
  脂の少ない魚（タラ、サケなど）は片手分
- 魚介類（イカ、タコ、エビ、貝類など）　約80〜100g
- 豆　納豆1パック、豆腐半丁、豆乳約200㎖

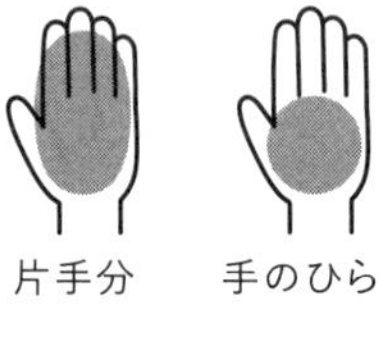
片手分　手のひら分

1日に摂取すべき量　卵1個

食べたい肉・魚・豆を1日3つ選んで食べましょう

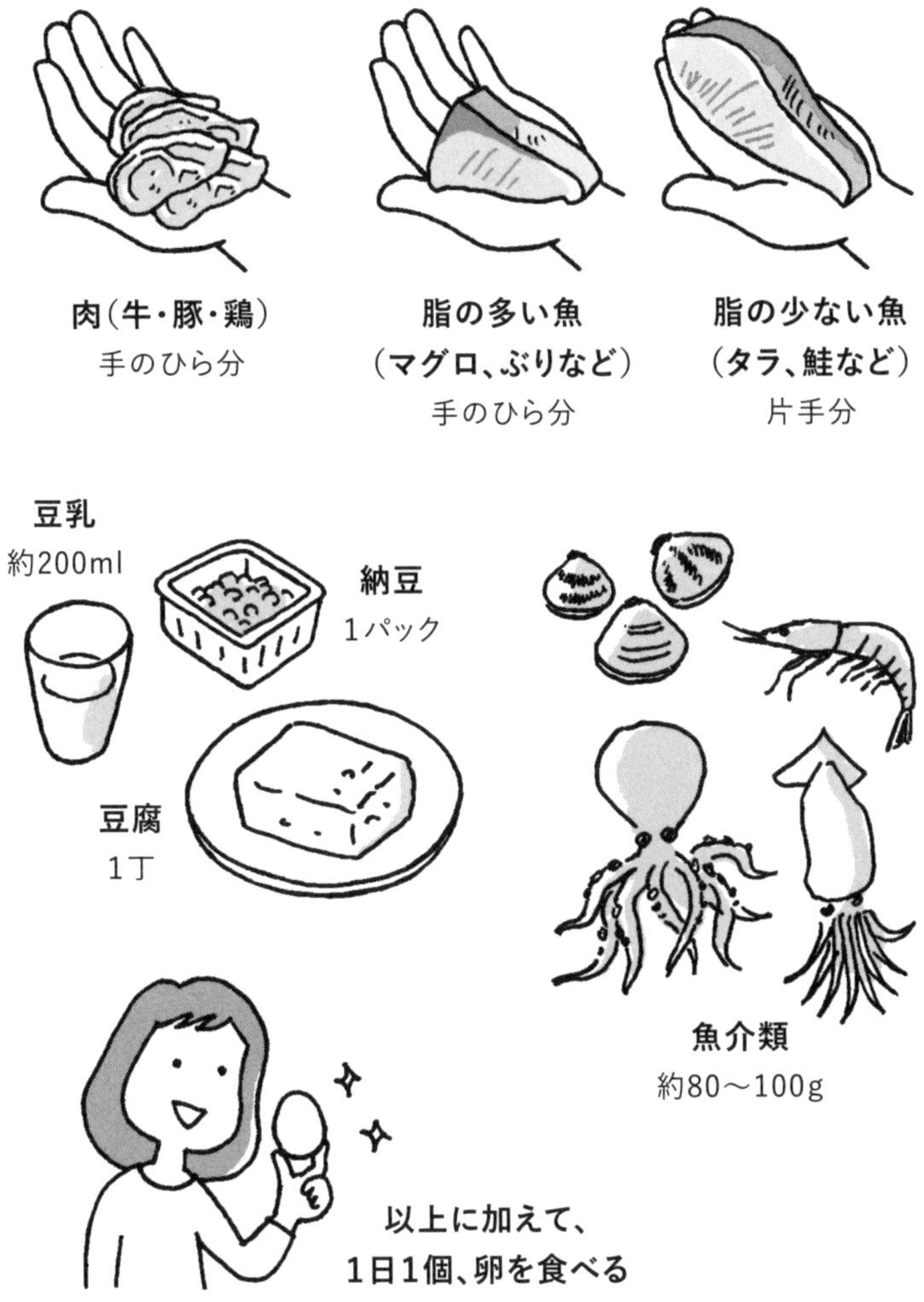

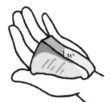

④乳製品

乳製品を摂取する主な目的は、カルシウムを摂ることにあります。カルシウムは消化吸収率が低く、体内で合成できないため、食事から摂取する必要があります。

「カルシウムなら、小魚にも含まれているのでは？」と聞かれることがあります。もちろん小魚などにも含まれていますが、カルシウムの吸収率は、乳製品のほうが高いのです。

更年期以降になると骨粗鬆症のリスクも上がります。骨を強くするためにも、乳製品からカルシウムを摂取するといいでしょう。

1日あたりの摂取量の目安は次の通り。いくつか組み合わせてもOKです（例：牛乳130g＋6Pチーズ1個など）。

卵が食べられない人は、乳製品の量を増やす（チーズを2個から3個にするなど）ことで調整しましょう。

食べたい乳製品を1日2つ選んで食べましょう

※卵を食べない人は1日3つ選択
同じものを2つ選んでもOK

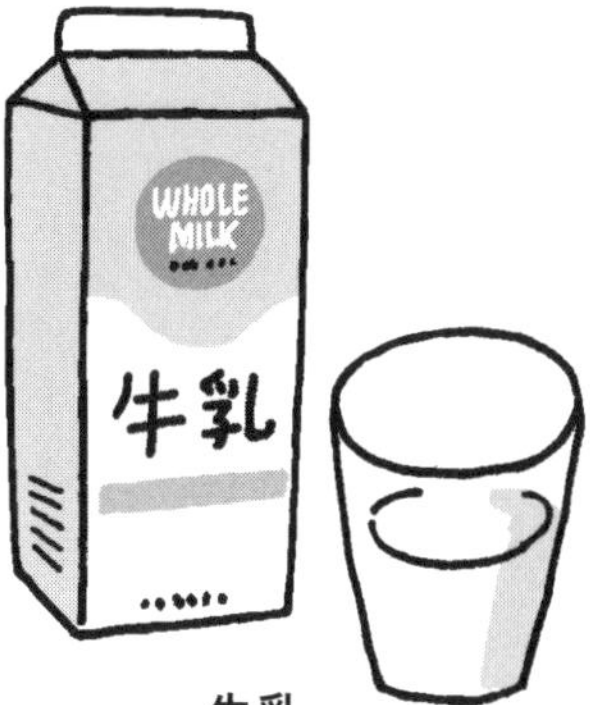

牛乳
約130g

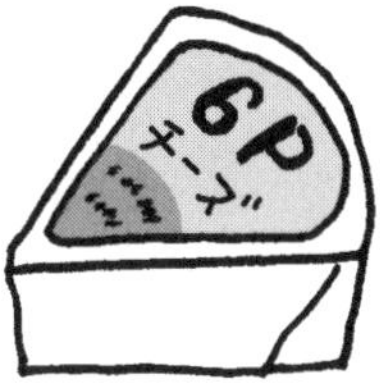

チーズ
6ピース入り1個

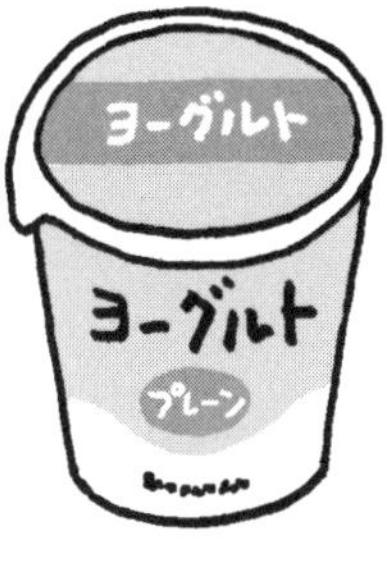

ヨーグルト（全脂無糖）
約140g

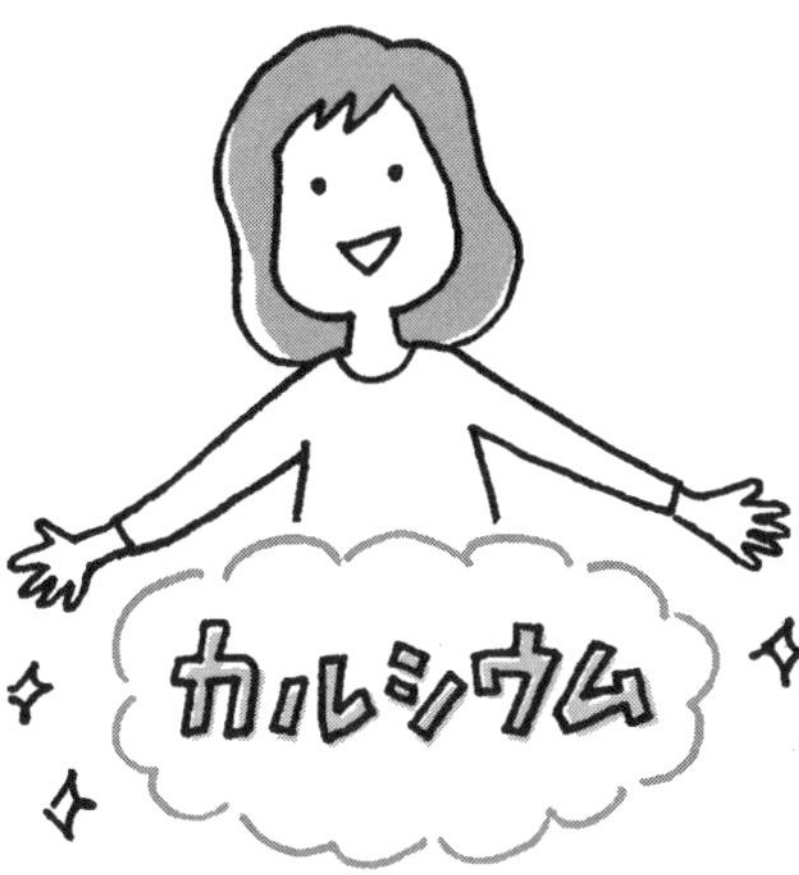

私はコーヒーに牛乳を入れてカフェオレにしてよく飲んでいますが、小腹がすいたときに、チーズやヨーグルトをとるのもおすすめです。

ただし、牛乳が苦手な人や、乳糖不耐症など牛乳を飲むとお腹をこわす人、あるいは牛乳にアレルギーがある人は無理して飲まなくても大丈夫です。

1日あたりの乳製品の摂取量

1 普通の牛乳　130g

2 チーズ　6ピース入りチーズ　1個

3 ヨーグルト（全脂無糖）　140g

1〜3の中から1日2個分選ぶ。

同じ物が2つでもよい。

例
- 1＋1
- 1＋2

組み合わせ自由

※卵アレルギーの人は、卵1個＝乳製品1〜3の一個分とする

⑤果物・いも類

果物はビタミンやミネラルが豊富で、抗酸化作用があるフィトケミカルも多く含む食材。また、酵素もたくさん含まれているので、腸の働きを活発にしてくれます。

果物を食べる注意点はただ一つ、「そのまま食べる」こと。

先にもお伝えしたように、ミキサーにかけてスムージーで飲むのはNGとしています。ミキサーにかけると、その熱で栄養素が壊されるだけでなく、熱に弱い酵素も効率よく体内に吸収することができません。

何より、果物に限らず、食材は「飲む」よりも「咀嚼《そしゃく》する」ことが重要です。

ダイエットをしてきた方にお話を聞くと、「果物を食べる習慣がない」「家に果物を置いていない」という人が多いことに驚きます。

その理由は「果物は太るから」「価格が高いから」「皮を剥《む》くのが面倒」などさまざまです。

そんな人におすすめなのは**バナナ**です。比較的安価で、皮を剥く手間も少ないですよね。

私はヨーグルトにバナナを輪切りにして入れ、きな粉やハチミツ、シナモンをかけて食べるのが好きです。

果物が太る問題についてはすでにお伝えしましたが、次のページの目安量を守れば太ることはありません。それよりも、果物から得られるメリットのほうがずっと多いのです。私は「お菓子を食べるくらいなら果物を！」とお伝えしています。

果物の目安量はものによって違いますが、だいたい**「両手のこぶし」くらいの量**をイメージするといいでしょう。

いも類については、でんぷんが多く含まれているので「糖質が多いから太りそう」だと避けている方がいます。

でも、いも類にはビタミンCが豊富に含まれていて、熱にも強いという特徴

食べたい果物といも類を1日各1種類食べましょう

※1日1種類で摂取する場合の量
半量ずつ2種類など摂取してもよい
果物といも類は1日に両方必要

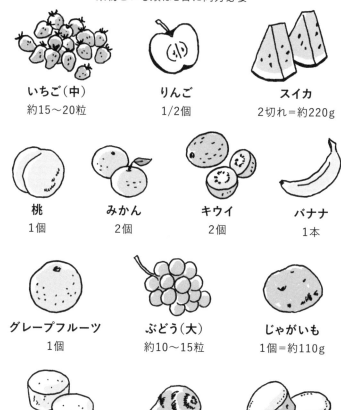

いちご（中）
約15〜20粒

りんご
1/2個

スイカ
2切れ＝約220g

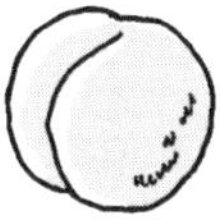

桃
1個

みかん
2個

キウイ
2個

バナナ
1本

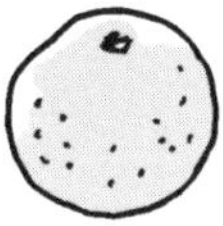

グレープフルーツ
1個

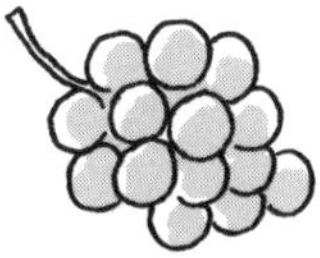

ぶどう（大）
約10〜15粒

じゃがいも
1個＝約110g

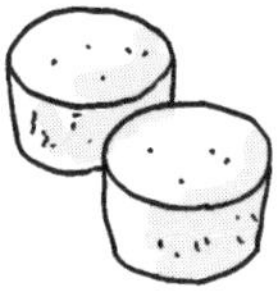

長いも
5cm＝約130g

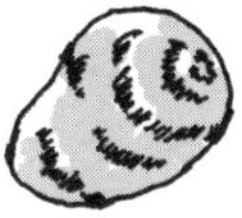

さといも
3個＝約150g

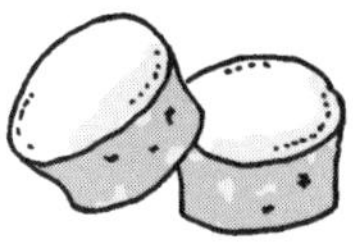

さつまいも
5cm＝約55g

があるため、しっかり食べていただきたい食材です。
野菜にもビタミンCは含まれていますが、熱に弱く壊れやすいもの。ぜひいも類から安定したビタミンCを摂取しましょう。

1日あたりの果物と、いも類の摂取量（1日に果物といも類の両方必要）

●みかん2個　●いちご（中）約15〜20粒　●桃1個
●グレープフルーツ1個　●りんご2分の1個
●バナナ1本　●ぶどう（大）約10〜15粒
●スイカ2切れ（約220g）　●キウイ2個
●じゃがいも1個＝約110g　●さつまいも5cm＝約55g
●さといも3個（1個＝約50g）　●長いも5cm（約130g）
（このうち果物から1つ、いも類から1つ選択）

お弁当は「ごはん：タンパク質：野菜＝3：1：2」で詰めるだけ

一汁三菜や、食材別の目安量を気にして食事をするのが本当に面倒くさい！

そんな人におすすめなのが、「3・1・2弁当箱法」（ⓒNPO法人 食生態学実践フォーラム）です。

お弁当箱を使ったわかりやすい方法で、1食につき、何をどれくらいの割合で食べたらいいのかが一目でわかります。

ネットなどで「3・1・2弁当箱法」と検索すると出てきますが、要は、**「ごはん（主食）」：「主菜（タンパク質のおかず）」：「副菜（野菜のおかず）」を3：1：2の割合にする**というもの。

すると、あら不思議。なぜか適量でバランスのいい1食分の食事になるのです。

当然、お弁当箱の大きさによって食事の量が変わってくるので、お弁当箱のサイズを自分に合ったものにするのもポイントです。

私も栄養大学で学ぶまで知らなかったのですが、この割合で詰めた場合、**お弁当箱の容量（㎖）≒《ニアリーイコール》エネルギー量（kcal）**になります。

お弁当箱の容量は「㎖」で表記されています。それがそのままエネルギー量（カロリー）になるので、５００㎖と表記されている場合は、５００kcalになります。

お弁当箱の容量がわからない場合は、お弁当箱に水を張り、何㎖の水が入るか量ればＯＫ。自分が何kcal摂取したいかを頭に入れ、同じ容量のお弁当箱を用意するといいでしょう。

お弁当箱のサイズが決まったら、あとは見た目で食材を入れるだけ。

まず、主食（ごはん）をお弁当箱の半分の量に入れ、残りの半分を２：１に分けます。２のほうに副菜（野菜中心のおかず）、１のほうに主菜（肉や魚、豆、卵などタンパク質のおかず）を入れます。ごはんはぎゅうぎゅうに詰めすぎず、揺れても隙間ができない程度に詰めるのがコツ。

お弁当は3・1・2で詰めると黄金バランスに

お弁当の容量(ml)＝1食のエネルギー量(kcal)

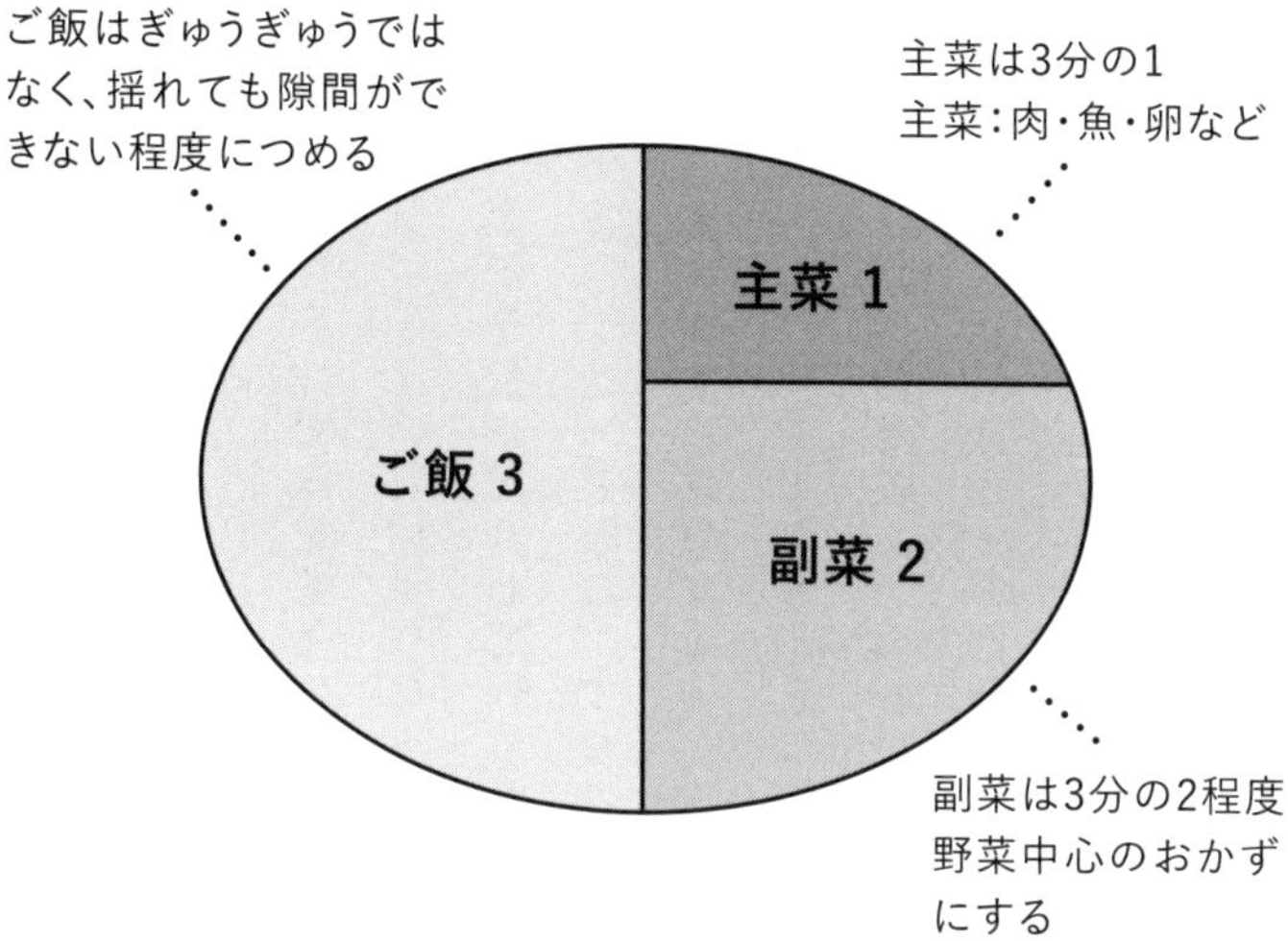

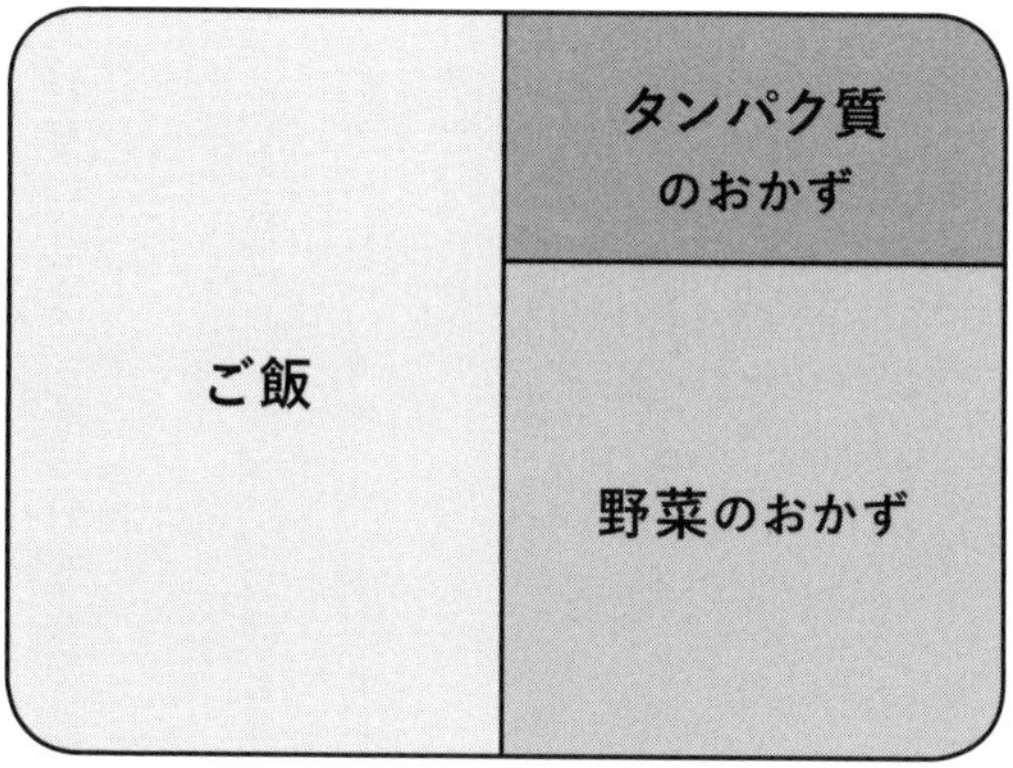

ご飯半分、おかず半分にして、
おかずを1(タンパク質)：2(野菜)の割合で詰めるだけ！

……どうですか？　ごはんの量があまりに多いのに驚かれるのではないでしょうか。私が今まで見てきた、ダイエットをしているほとんどの人のお弁当は、ごはんの量を少なく、おかずの量を多めに入れています。そう、まるで逆でした。でも、それでは痩せないのです！

ごはんの量が少ないと物足りなくて、お昼にお弁当を食べたあとに、ついちょこちょこお菓子を食べたりしていませんか？　3：1：2にすれば、満足度もアップ。栄養バランスもとれ、太りにくくなるのです。

一度このお弁当法を体験すると、コンビニに行って「何を食べようかな」なんて迷うよりも、自分でお弁当をつくったほうが早いことに気づきます。このお弁当を食べたら痩せるし、おまけに経済的で、まさに一石二鳥。ぜひやってみてください。

「黄金バランス」の食事、実践のコツ

調味料に気をつけて

「野菜を1日350gとりましょう」と言うと、どうしてもサラダにドレッシングをかけて食べることもあるでしょう。このドレッシングが意外な落とし穴なのです。

誤解のないように言うと、ダイエットの敵とされる油については、むしろ不足しないように摂ってほしいもの。油（脂質）も体に必要な栄養素。油抜きダイエットで肌がカサカサになり、便秘に悩んでいる方も多いからです。

でも、ドレッシングは別。おいしいドレッシングほど砂糖が多く含まれ、味付けが濃く、高カロリー。これでは、せっかくの黄金バランスが崩れてしまうことになります。

そこで、ドレッシングはかけすぎないよう気をつけましょう。できれば半分くらいの量にするのがおすすめです。私は、外食でサラダが出てくる場合は、ドレッシングは別添えでお願いしています。ほとんどのお店で快く引き受けてくださいます。

ちなみに油が気になるからといって、ノンオイルドレッシングにしている人もいますが、**ノンオイルドレッシングは塩分や糖分が多く、味付けが濃いため、おすすめしていません**。塩分にはカロリーの問題はありませんが、日本人は塩分を摂りすぎている傾向があるため、必要以上に使わないほうがいいのです。

またモデル体型ダイエット塾では、使ってはいけない調味料はありませんが、マヨネーズ、ケチャップ、中濃ソース、とんかつソースに関しては、ドレッシング同様、半分くらいの量にしてもらっています。

やってみればわかりますが、マヨネーズやケチャップやソースって、**半量程度でも十分おいしく食べられる**んですよ。**かける量は「習慣」**です。いつものクセで、ついかけすぎてしまわないようにしましょう。

サプリメントは不要

ダイエット経験者に多いのが、サプリメントを摂取していること。これまで出会ってきた方の中にも、ダイエットサプリに限らず、数えきれないほどの種類のサプリメントを飲んでいた人がたくさんいました。

ここではっきりとお伝えしておきますが、モデル体型ダイエットでは、サプリメントは必要ありません。というより、サプリメントは摂取しないようにお伝えしています。

野菜や果物からビタミンやミネラルを摂るよりも、サプリメントから摂るほうが効率的に必要量を補えると思っている人がいますが、実は逆なのです。

栄養素は、食事から摂るのが最も効率よく体に吸収されます。

1つの食材にはたくさんの栄養素が含まれています。たとえば豚肉1つとっても、タンパク質だけでなく、脂質、炭水化物、鉄、亜鉛、ビタミンA、ビタミンB_1、B_2、B_6、B_{12}、葉酸、ビタミンC、D、Eなどが含まれています。もしかすると、まだに誰にも認識されていない栄養素も含まれているかもしれません。いろいろな食材をとることで、それぞれの栄養素が吸収されやすくなるといった相乗効果が得られるのです。

サプリメントを摂取する理由の一つに、「日本人の食事摂取基準」の推奨量では、それぞれの栄養素の摂取量が足りないから、と言われることがあります。また、今の野菜は栄養価が落ちているから、同じ量の野菜を食べても、栄養素の摂取量が足りないと言われることもありますが、塾生3000人が実践した結果からいえば、サプリメントを必要とした人は誰一人いませんでした。

食事とサプリメントを合わせて摂ることを否定するわけではありませんが、サプリメントを摂ると栄養バランスが崩れ、摂取量が多すぎたり、少なすぎたりするといったことが生じます。

それに、サプリメントでは咀嚼ができず、「食べた～」という満足感が得られませんよね。

ある塾生のご主人様で、朝ごはんの代わりに山盛りのサプリメントを摂取している方がいました。その方は、お昼はいつもラーメンを食べて、夜は「糖質制限をしているから」といって、主食を抜いていました。それなのに、いつも体調が悪く血液検査でもいくつも引っかかっているそうです。それで、心配だからと大量にサプリメントを摂っているのなんて、これでは本末転倒ですよね。

奥様が黄金バランスのお食事だけで、みるみる痩せていくのを見て、やっとサプリメントを減らし始め、同じお食事をとるようになりました。すると、半年ほどで健康数値も正常になり、今では、サプリメントは全てやめたそうです。

もし黄金バランスを試してみて、それでも「栄養素が足りない」と実感する方がいたら、そのとき初めてサプリメントで栄養を補えばいいのではないでしょうか。

外食も我慢しなくていい

外食が多い人は、黄金バランスでの食事を実践できないのでは？　と思われる方もいるかもしれません。でも、大丈夫。

「思いっきり外食してしまいました……」

「食べすぎてしまったのですが、どう調整したらいいですか？」

「翌日から何を減らせばいいですか？」

塾生から、よくこんなふうに相談されます。みなさん、食べすぎたら、次の日から食べる量を減らして、なんとか〝調整〟しようとするのです。

でも、そんな〝**調整**〟、**一切やらなくていい**のです。過ぎたことは忘れてしまいましょう。

やることといえば、また次の日から、いつも通りの黄金バランスで食べるだけ。

そうしないと、「あれを食べすぎた」「これを摂りすぎた」と言って、何がなんだかわからなくなってややこしくなります。そうなると、「もうやーめた！」となってしまうからです。その日に食べてしまったものは、もうそれでOK。おいしくいただいたなら、それでいいではないですか。翌日からまた、黄金バランスでおいしくいただきましょう。

外食ばかりしていると太りやすくなるのは、味付けが濃く、使う油の量も多いためです。

外食をするときは、ある程度カロリーを意識する必要はあります。でも、そんなに難しく考える必要はありません。私が外食をする際にお伝えしているのは、ざっくりした方法です。

1 ネットで調べて、あたりをつける（どんなメニューがあるのか調べるため）。
2 予測力をつける。
3 わからなくてもいいから、えいやっ！　で、カロリーを数値化してみる。
4 カロリーは間違っていても大丈夫！

こんな感じで、ゆるくやってみてください。そのうち、「このメニューなら、こんな感じかな？」とわかるようになってきます。

「カロリーを考えるのも面倒！」と言う人は、この章で紹介したそれぞれの1食あたりの食材の摂取量を参考に、「これくらいかな？」と考えながら選べばOKです！

そのためにも、お店選びはある程度必要です。メニューが豊富でヘルシーなものを提供してくれる店がおすすめ。その中で、できるだけ食材単位でチョイスできる料理を選ぶといいでしょう。たとえば、パスタとスープだけ、カレーとサラダだけを提供するお店よりも、定食やバイキングのお店のほうがいいでしょう。

塾生の中にも、黄金バランスを実践しやすい外食のお店をいくつかストックしている人もいます。とはいえ、いつもそんなお店ばかり行けるわけではありませんよね。パスタとサラダだけのランチだったとしても、「気にしない！」。気にしてもいいことなんてないですし、何よりストレスでビタミンCが減ってしまったらもったいないです。

私も外食のときは、自分が食べたいと思うものは、全力でじっくり味わっていただいてます。

と言っても、**黄金バランスの食事が身についてしまうと、自然とそのような食事やメニューをチョイスしたり、適量を食べる癖がついてしまうよう**です。

黄金バランスで食べるようになると、無意識にちょうどいいものを、ちょうどいい量で選択できるようになっていきます。

コンビニなどでの食事が多い人は、レトルトやインスタント食品などではなく、なるべく生の食材を調理したものを選ぶようにしましょう。お弁当を1つ買うよりも、お惣菜をいくつかチョイスするほうが黄金バランスを実現しやすくなります。

でも、そうやってお惣菜をいくつかチョイスすることになると、コンビニ食でも高価になってしまうんですよね。実際、「それだったら、お弁当をつくったほうがいい」「自炊したほうがいい」という考えにシフトした塾生も多くいますし、そのほうが断然、満足度も高いのです。

大事なのはバランス！　甘いものやお酒も禁止ではありません

どうしても甘いものを食べたい！　お酒を飲みたい！

ダイエットをしている人にとって、この2つを我慢することは、なかなかつらいもの。なんと、黄金バランスの食事では、甘いものもお酒も、禁止していません。

もちろん、制限なく食べてもいいわけではありませんが、我慢してストレスをためてしまったら、あとで爆発するのがオチです。それならば、我慢しすぎない程度に、量を決めていただくほうが得策です。私もお菓子が大好きなので、毎日何かしらいただいていますよ！

お菓子は1日200kcal以下を目安にしています。が、少しくらいお菓子を食べすぎたからとって、食事を減らして調整する必要はありません。ここで食事を減らしてしまうと黄金バランスが崩れ、かえって失敗してしまいます。

普通のダイエットでは考えられませんが、私は**「お菓子を食べてもいいけど、ごはんも必ず食べましょう」**とお伝えしています。お菓子を食べても、「ごはんは食べるもの」と潜在意識におとし込むと、お菓子を食べるときに必ずごはんがセットで頭に浮かびます。そうすると、あとでごはんを食べるのだから、今、お菓子を食べなくてもいいか」となる人が多いようです。常に**「ごはんファースト」が身につけば、お菓子に必要以上に手が伸びることはない**のです。

お菓子と同様、お酒も、「飲んでいいですよ」「無理にやめないでください」と言っています。最初から完全にやめるのはかえって危険です。

女性のアルコールの適量は、ワインはグラス1～2杯、缶ビールは350㎖1本を目安にしましょう。お酒を飲むときは、脱水を防ぐために同量のお水も一緒に飲むのがおすすめです。

日常的にお酒を飲んでいる人にとっては、「少ない！」と感じる量かもしれません。でも、不思議なことに、黄金バランスの食事を続けると、たくさん飲んでいた人も、自然とお酒の量が減っていきます。

お酒飲みだった人のほとんどが、実は心から欲しくて飲んでいたわけではなく、ただ習慣で量を飲んでいた、お酒はそれほど自分には必要ではなかった、ということに気づくことになります。それで黄金バランスが身についたあとは、「飲まなくてもいい自分」になる人がほとんどです。

だからといって、お酒が飲めなくなるわけではなく、楽しい場ではお酒を楽しめますので、ご安心くださいね。食事をしながら飲むのではなく、黄金バランスの食事をしたあとに飲むのがポイントです。

ところで、甘いものを欲するのは、どんなときだと思いますか？

それは栄養バランスが崩れたとき！　**栄養バランスが崩れることによって、お砂糖を欲しやすくなる**のです。

何かが足りないと思うと、食欲コントロールを司る脳の視床下部《ししょうかぶ》で「何かが足りないよ」と教えてくれます。でも、〝何が〟足りないのかは教えてくれないのです。それを教えてくれるのが「食欲」です。

あなたが疲れて、「あー、おなかすいた」というときに、何を食べたくなりますか？

そのへんにあるお菓子やパンではないでしょうか。そう、甘いものですよね。

脳は、食欲を感じると甘いものを求めるようになっています。つまり、手っ取り早く脳のエネルギーとなるブドウ糖を求めるのです。

砂糖は刺激が強いので、すぐに満足させてくれます。同様に刺激が強いのが添加物。だから、**加工食品などに多く含まれる添加物ばかり摂っていると、さらに刺激を求めてどんどん甘いもの、しょっぱいもの、油っぽいものがほしくなってきます。**

黄金バランスの食事を3食とっていると、変な食欲も起きなくなり、必要以上に甘いものを欲しなくなります。体が黄金バランスに慣れてくるのにかかる時間は、およそ2週間。だいたい2週間で、変な食欲はなくなります。

塾生からも「お菓子がいらなくなった」「以前のようにお酒を飲まなくてよくなった」という声をたくさんいただいています。

黄金バランスのレシピは簡単、らくちん

黄金バランスの食事をする際、一番悩むのが、毎日しっかり食材をとり続けることができるのか、ということではないでしょうか。

毎日調理するのはたしかに大変ですし、面倒かもしれません。塾生の中にも今まであまり自炊をしてこなかった人もいて、頭を抱えてしまった人もいました。そういう私も料理はあまり得意ではありません。

でも、そんなに難しく考えないでください。最初からハードルを上げずに市販のものもどんどん使う、調理いらずの食材そのものを上手に使う、それでいいのです。ズボラ上等です！

たとえば、魚ならお刺身やスモークサーモンをそのまま食べたり、ツナ缶やサバ缶を使ったり。豆類だって、納豆や豆腐だけでなく、厚揚げを焼くだけでもＯＫ。野菜はお漬物やキムチでもＯＫです。**盛り付けるだけ、焼くだけ、レンジでチンするだけなど、簡単にできるもので大丈夫。**

私はお肉を食べるときはあまり油を使いたくないので、鶏もも肉をゆでたり、魚焼きグリルで焼いたりして食べています。グリルを使うときはアルミホイルを敷くので、肉に塩こしょうをして軽く油を塗って、横にきのこや野菜を添えて焼きます。カボチャも薄く切って一緒に焼くと、甘みが出ておいしいです。それだけでメインディッシュの出来上がり。

あと少し足りないときのために、以下のようなちょい足し食材を常備しておくと便利ですよ。

●海藻類……めかぶ、もずく、塩昆布、乾燥わかめ、のり、とろろ昆布
●野菜……乾物類（切り干し大根、干ししいたけ）、ミニトマト、万能ネギ（刻

んでおく）

●魚介類……ちりめんじゃこ、桜海老、ししゃも、かつおぶし
●乳製品……カッテージチーズ、ピザ用チーズ

わが家の定番「黄金バランスおかず」

野菜のおかずに頭を悩ませている人も多いですね。

サラダにしたり、スープやお味噌汁に入れたりしても、毎日続けるのは大変。そんな理由から挫折してしまってはもったいない！

私が実際にやっているのは、とにかく**野菜は何でもゆでておく**こと。

ゆでるのはブロッコリー、小松菜、ほうれん草、キャベツ、アスパラガス、スナップえんどう、大根、オクラなどなど、何でもOK。しめじなどのきのこ類もいいですね。

ゆでたら、ざくざく切って食品保存容器に入れて、そこにひたひたの水を張

り、白だしや、めんつゆを適量加えて漬けて保存しています。

また、同量のお酢と水、少量の塩と砂糖（白砂糖ではなく、オリゴ糖がおすすめ）に漬けてピクルスにしてもいいですね。おいしくてヘルシーな調味料があると、「あと一品」というときに便利です。それも面倒という方は、「富士ピクル酢」（飯尾醸造）などを使うのもおすすめです。

漬けることで日持ちするので、冷蔵庫で5日間はもちます。何種類かつくっておけば副菜になります。**白だしに漬けた野菜を取り出して、しょうがの千切りを添えたり、ごまを乗せたりして、お弁当にも入れています。**

これだけで野菜がおよそ50～70gとれます。これに野菜入りの味噌汁をつくれば、1食分の野菜は軽々とクリア。慣れれば、野菜をとるのって、それほど難しくありません。

ちなみに、私は野菜を切るのも面倒なので、味噌汁ににんじんを入れるときは、ピーラーでスライスして、そのまま入れてしまいます。

そのほかに、わが家で定番のシンプルおかずを紹介します。レシピを載せるまでもないくらい簡単なので、今日からすぐにつくれますよ。

きゅうりを切るだけ

きゅうりを切って横にお味噌を添えるだけ、金山寺味噌があると一層おいしいです。また、たたいた梅干し、おかかを添えるだけという超シンプル居酒屋おかずも。

切り干し大根のおやつ

切り干し大根をざっと洗って手で搾り、そこにお酢をかけるだけという究極のシンプルおかずも、わが家の定番です。

私は味を調えてある調味酢を使っています。調味酢はお砂糖が入っているから本当はよくないのですが、味付けいらずで便利です。「美味酢《うます》」（庄分酢）がおすすめです。

切り干し大根は、どうしても煮なくちゃいけないと思いがちですよね。そうすると面倒で、ずっと食品棚の中に眠っていたりします。だけど、しっかり洗って搾るだけで、コリコリした食感が残って、おやつ代わりになります。そのままサラダに混ぜて食べてもアクセントになっておいしいですよ。

長いもアレンジレシピ

長いものいいところは、皮さえ剥けばそのまま食べられるところ。生で食べる以外に、1～2㎝の輪切りにしてオリーブオイルで焼き、塩こしょうで味付けします。短冊切りにして、おしょうゆとわさびで食べるのもおすすめです。

何でもいける豆苗

豆苗《とうみょう》は安価で栄養価も高く、便利な食材。お味噌汁に入れたり、豚肉と炒めたりして取り入れています。お笑いコンビの阿佐ヶ谷姉妹のように、食べたあとは、豆苗を育てるのも楽しそうです。

＼わが家の定番！／
＼あったら便利！／

黄金バランスのおかず

きゅうりの味噌添え

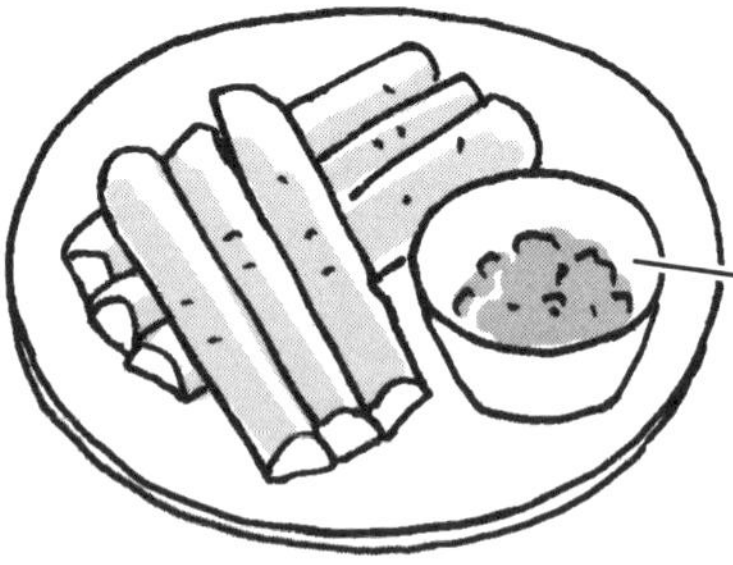

たたき梅（梅肉）を
添えてもOK

豆苗の万能おかず

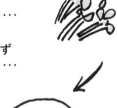

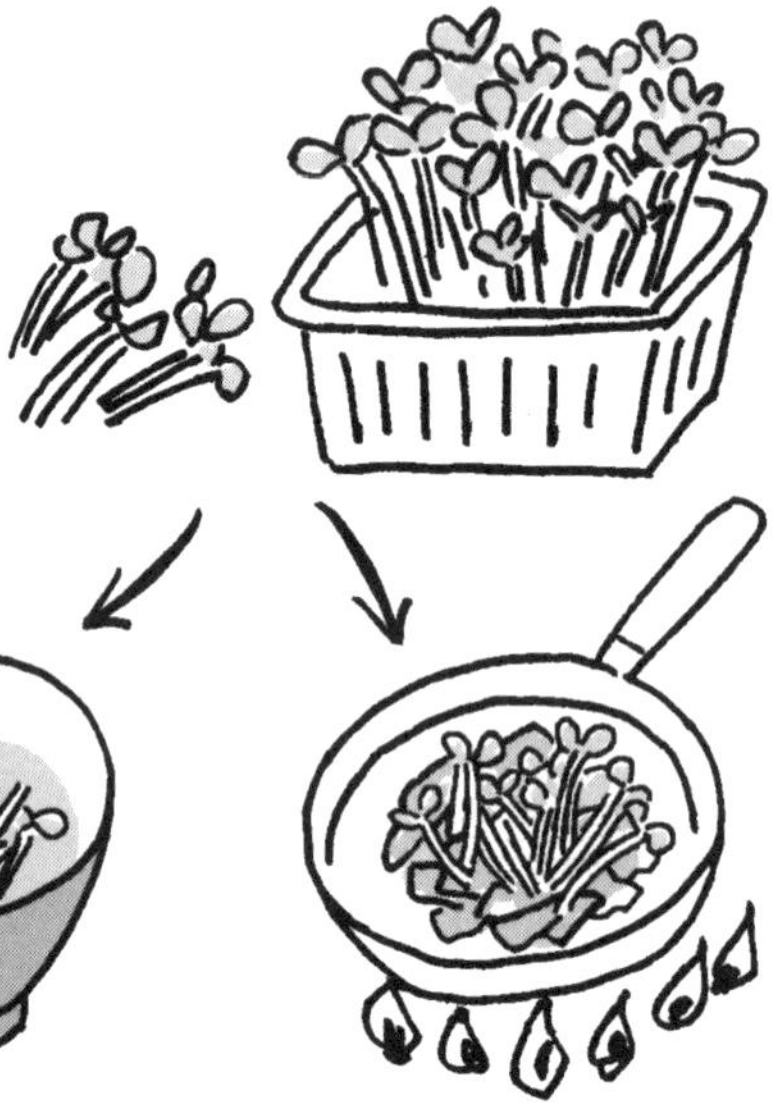

だし汁に漬けただけ！
ゆで野菜

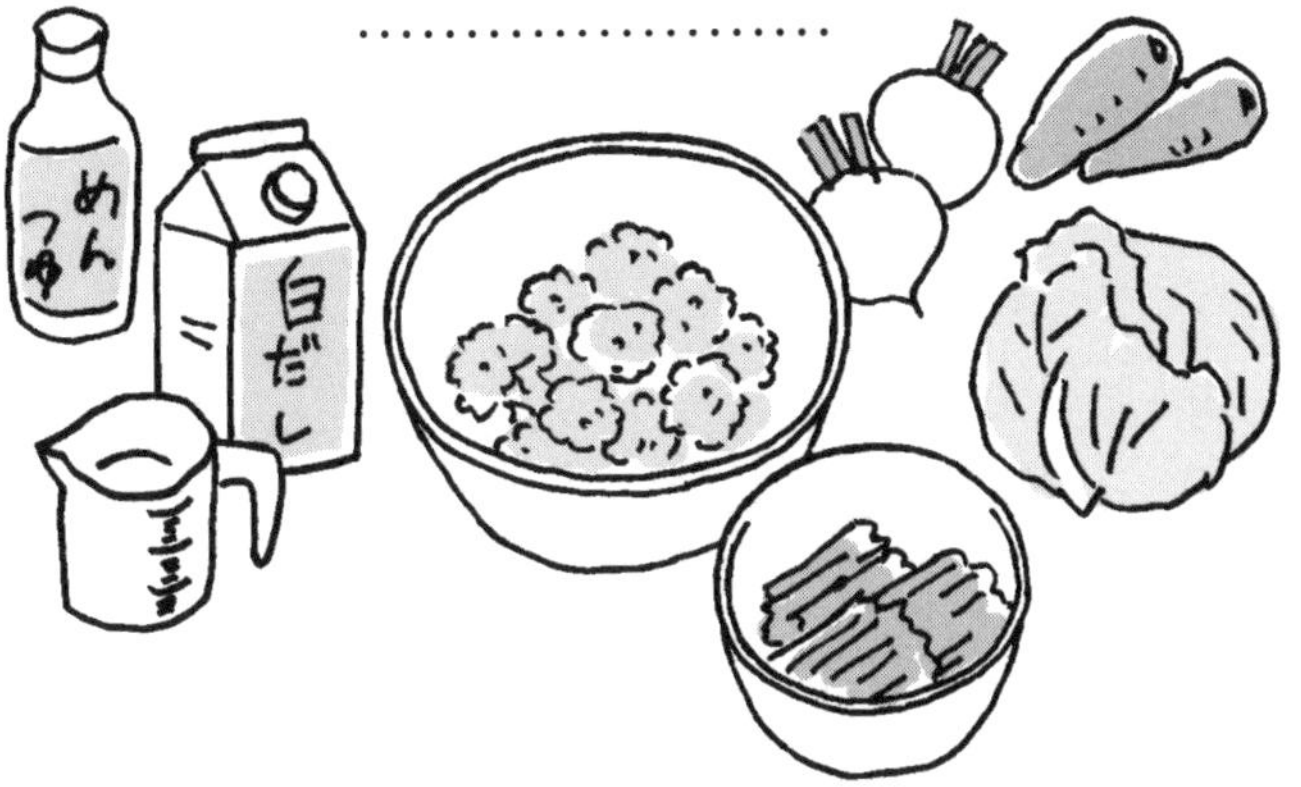

長いもの
ステーキ

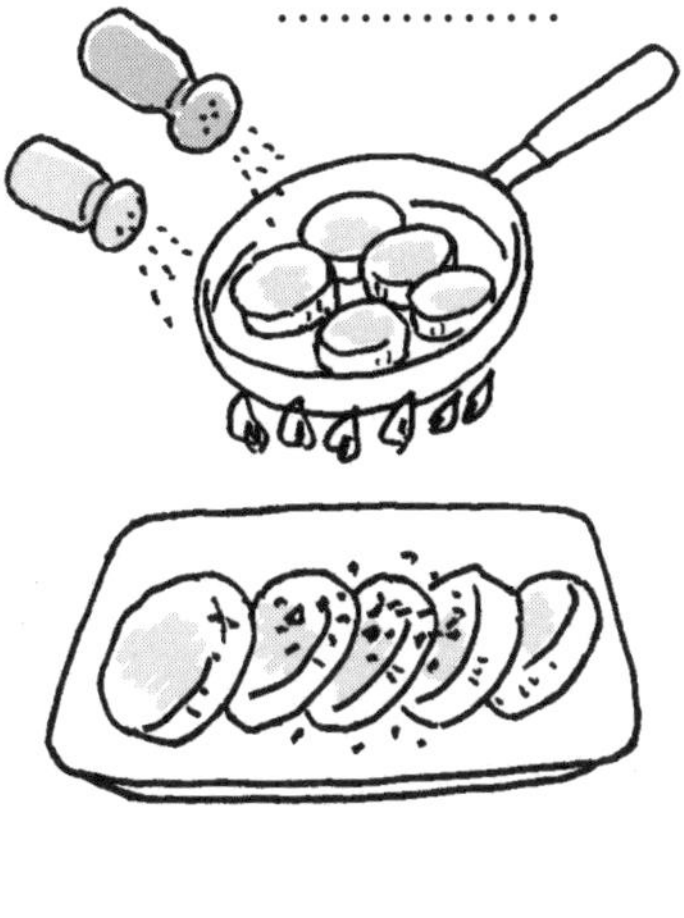

煮ないで超簡単！
切り干し大根のおかず

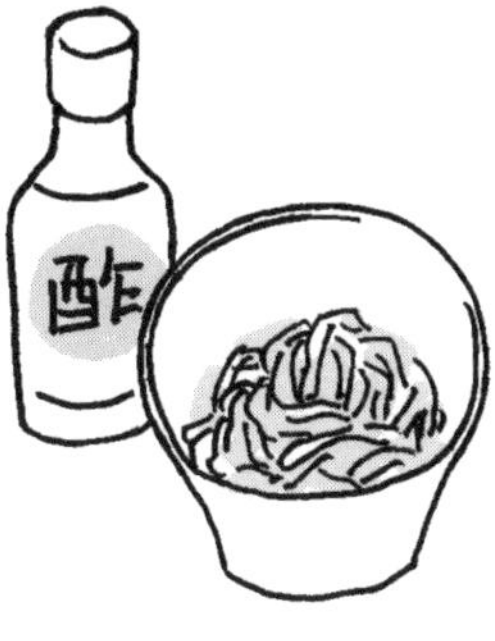

朝食で手軽にタンパク質を摂る方法

朝食のタンパク質は、その日一日の代謝をアップさせてくれます。ダイエットのためにも朝、しっかりタンパク質を摂ることはとても重要！

でも、それまでの朝食がトーストにコーヒーだけ、というような人にとって、「朝からタンパク質」はハードルが高いようです。

朝はパン食にしている人なら、卵が一番使い勝手がよいでしょう。

目玉焼きやスクランブルエッグ、ゆで卵をつくっておくと、手軽に摂取できますね。ベーコンエッグやハムエッグのベーコンやハムにも、タンパク質は含まれています。加工食品でも、時々食べる程度ならいいと思います。

また、食パンの上にツナやとろけるチーズをトッピングしてトーストしてはいかがでしょうか。牛乳やカフェオレ、ヨーグルトを添えることでも、タンパク質は摂れます。

和食党の方なら、納豆は便利な食材ですね。

もっとシンプルに、卵かけごはんでもいいのです。

卵は完全栄養食、良質なタンパク源となりますので、寝起きの身体にスイッチを入れ、1日の代謝もアップします。

もちろん、焼き魚などもおすすめですが、朝から準備するのは大変だ〜、という方は、シャケのおにぎりだって塩むすびより効果的ですよ。

ぜひ、「朝のタンパク質」活、意識してみてください。

黄金バランスで自分がつくる食事が一番おいしい

レトルト食品などの、調理を簡単に早く行うための加工食品は、とらないに越したことはありません。でも、黄金バランスの食事に慣れるまでは使ってもいいと思っています。外食よりは自分でコントロールしやすいからです。

なんでも「あれはダメ、これはダメ」と言ってしまうと、絶対続かないもの。だから私の口癖は**「食べてはいけないものはない」**です。

よく、「ダイエットする人に甘すぎです」と言われますが、甘くしているから続くのだと思います。

極端に言えば、食事の全部がレトルト食品でも、毎日外食であっても、黄金バランスの食事をしようと思えばできます。それがおいしいと思うなら続ければいいでしょう。それでもそれなりに結果は出ると思います。

でも、レトルト食品ばかり、外食ばかりの食生活は、続けていくうちに、きっと飽きてくるでしょう。モデル体型ダイエットで成功する人が多いのは、黄金バランスで自分でつくる食事が結局一番おいしくて、飽きないからなのです。

だって、普通の食事だから、飽きないですよね。家で食事をするようになると、レトルト食品や外食が、いかに味が濃く、油が多いかがわかります。

これに自分で気づくと、自然と外食の回数が減って、なるべく家で食べよう、という思考になっていきます。

高血圧など持病がある人は何に気をつけたらいい？

年齢を重ねるにつれて、健康に何かしらの不安を抱えている方が増えてきます。

モデル体型ダイエットは、医師に食事制限を指示されている人でない限り、誰でも実践できます。

当たり前ですよね。何かを制限したり、何か1つの食材だけを食べたりするダイエットではなく、「日本人の食事摂取基準」に基づいた黄金バランスで食事をするだけですので、実は、日本人全員が取り組むべき食事法なのです。黄金バランスを実践すれば、みんな健康になるでしょう。

塾生の中にも、高血圧、コレステロール、血糖値が高め、脂肪肝などの方がいらっしゃいましたが、みんな健康になっていきました。

血糖値が高い方で、徹底した糖質制限をされていた人もいましたが、ごはんも、おいもも召し上がっていただいています。

なぜなら、すべて栄養として必要なものだからです。食べないとヘモグロビンA1c《エーワンシー》(血糖の状態を評価する指標。血糖値が高いと数値が上がる)も下がっていきません。嘘のようですが、**黄金バランスを実践すると、ヘモグロビンA1cが下がる人が多いのです。**

また、高血圧の人は「とにかく減塩」と思いがちですが、黄金バランスの食事をすると、減塩しなくても血圧が下がります。結果、血圧の薬を飲まなくていいと医師に言われた人もたくさんいます。

更年期以降の女性では、甲状腺の病気を抱えている方もいますが、こちらもとくに気をつけることはありません。みなさん、病院からの処方薬は飲まれていますが、食事は黄金バランスでとるだけでOKなのです。

コレステロールが高い方も大丈夫。コレステロールを気にして、「卵を一切食べていません」と言う人もいますが、先にも少し触れたように、卵など食べ物でコレステロールを摂っても、体内でのコレステロールの合成は調整されるようになっています。

コレステロールは体内で80％が合成されるため、食べ物で摂ることにそれほど神経質になることはありません。黄金バランスでは「卵は1日1個」としていますから、気にすることはないのです。

どうしても心配な方には、卵の摂取を週3回などからスタートしてもらっています。コレステロールは1カ月や2カ月ですぐに下がるものではありませんが、実際、黄金バランスを続けた人は、半年、1年のうちに下がってきます。早い人では「3カ月でコレステロールの薬を飲まなくなりました」と言う方もいます（医師の指導を受けています）。

50歳を過ぎて閉経すると、多くの女性は体重が増え始めます。でも、この時点でちょっと肥満になった程度では、生活習慣病にはならない人が多いのです。

ところが、55歳を過ぎると、途端に肥満の人も、肥満ではない人も、いろいろな理由で不調が出てきて、薬を飲み始める方が多くなります。私はこれを

「55歳の壁」と呼んでいます。

問題は、身体だけでは済まない場合があること。薬を飲み始め、栄養バランスが崩れ始めると、メンタルにも影響が出てくるのです。うつっぽくなったり、イライラしたり、その両方を併発したりすることがよくあります。でも、こういった心の問題も、食事を変えることによって改善していきます。

更年期を迎えた女性にこそ、ダイエットするなら黄金バランスの食事をしていただきたいのは、身体だけでなく心も元気になってほしいから。

黄金バランスの食事なら、閉経後に体重が増えてきた女性でも、食べるだけでスリムに美しくなります。そして、慢性的な身体と心の不調もなくなり、本当に元気でパワフルになっていくのです。

小さな体重の増減に一喜一憂しないこと

塾生からよく聞く悩みがあります。

それが「ほかの人はすごく痩せているのに私は痩せません」というものです。モデル体型ダイエット塾の場合では、ブログやメルマガで多くのダイエット成功者の事例を体重グラフとともに紹介しています。

「隣の芝生は青い」で、どうしても他人のほうがよく見えてしまうものです。

この本を読まれている方も、周りの人を見て、「あの人はあんなに痩せているのに、私は……」と比べて落ち込んでしまうことがあるのではないでしょうか。

みんなより痩せるのが遅い、それだけで自暴自棄になってしまうなんて、とてももったいないことです。

そもそも、人間の身体には個人差もありますし、これまでの数十年にわたる食生活でつくられた身体が違います。他人と比べて得られることは一つもありません。

そういう方の多くは、体重の増減に一喜一憂しています。

体重を毎日測定している人はわかると思いますが、増えたり減ったりの繰り返しです。100g増えた、200g増えたと大騒ぎ。でもその数字しか見ていないと、「あっ、今日も増えちゃった！」と落ち込むことになります。

もしかしたら生理周期などホルモンの関係で増えているだけかもしれないですし、むくんでいるだけかもしれないのに、それで「結果が出なかった」と、ダイエットをあきらめてしまうのです。

でも、黄金バランスの食事を6カ月続けたら、必ずゆるやかに下がっていくのがわかります。

体重の変化は長い目で見なくてはいけないのです。つまり、小さな変動は気にしないこと。体重が一番多いときと少ないときを見ながら、トータルでだんだん下がっていけばよしとしましょう。

家族みんなで健康に

モデル体型ダイエットの受講を決めたほとんどの塾生は、最初は家族に内緒でダイエットを始めます。

すると、不思議なことが起きます。

最初は「最近、野菜が多くてバランスがいい食事だね」くらいで奥様がダイエットしているとはまったく気づかれないのですが、一緒に夕食をともにしていた**ご主人まで、勝手に痩せてきてしまう**のです。

ご主人が黄金バランスの食事を食べるのは、1日のうち夕飯だけであっても、健康的に7kg痩せたという声や、お酒の量が減ったという声も聞きました。

今までのあまりよくない食習慣が、黄金バランスにしただけで変わってしまうこともよくあります。

夕飯のあとにポテトチップスなどのスナック菓子を食べる習慣があったのに食べなくなった、ヘビースモーカーで「たばこが1000円になってもやめない」と言い張っていたご主人が、半年後にたばこを吸わなくなった、などなどびっくりするような報告が続々と届きます。

おそらく、これらの変化は**栄養が満たされると、それ以上は求めなくなるし、ストレスもなくなる**からだと思います。

もちろん、お子さんが野菜好きになった、偏食がなくなったという声も聞きます。とにかく、いいことづくめで、悪いことが一つもないのが、モデル体型ダイエットの特徴なのです。

強いて言えば、食材の買い物が少し増えるのが大変、というくらいでしょうか。食材を買うからお金がかかると思われがちですが、実は逆で、無駄なお金は使わなくなります。

最初のうちは、よく「つくるのが面倒だから、外食してもいいですか」「コンビニ食でもいいですか」と聞かれますが、やり始めると、自炊のほうが外食やコンビニ食より楽に続けられることに気がつきます。だから、**無駄な支出はなくなります。**

何より毎日のお食事に飽きることがありません。コンビニや外食では、いつも同じような味、同じようなメニューになりがちです。でも、自分でつくると、同じメニューでも、同じお弁当でも、お米の水分量が違ったり、野菜のゆで方や切り方が違ったりすることで、日々まったく同じになることがなく、飽きることがありません。

ご主人に「ダイエットしたら？」とか、お子さんに「野菜も食べなさい！」なんて言わなくても、自然に健康体になってしまうのです。

だって、ご自身が毎日3食おいしく楽しく食べる姿を見せているのに、どんどん痩せて魅力的になり、笑顔が増えていくのですから、こんな説得力のあるダイエット法はほかにはないですよね。

食事時間が不規則な人は、1日の食事のトータルで黄金バランスになるようにする

朝昼晩、1日3食を食べる時間帯は、できるだけ一定にするのが理想です。身体も、消化液を出すサイクルが決まっているほうが負担も少なく、代謝もスムーズです。

とはいえ、忙しくしているとなかなか実行できないこともよくわかります。仕事をしていて昼食が遅くなってしまったり、夕飯を食べる時間がなくて、遅い時間帯になってしまったり。

やりがちなのが、夜遅くごはんを食べると太るからと、ごはん（白米）を抜いたり、少なめにしたりするケース。夜遅くにごはんを少なめにするのはよしとしていますが、第1章でお伝えしたように、基本的には朝昼晩、穀物は均等な量を食べるのが理想です。

また、どのタイミングであれ、ごはんを抜いて、おかずだけ食べたところで

痩せるわけではないことは、みなさんの結果を見ても明らかです。

繰り返しますが、ごはん抜きでは代謝のスイッチが入らず、バランスが大きく崩れ、結果的に効率的に痩せることができないのです。

そもそも、ごはんを抜いておかずだけ、汁物だけ、サラダだけなんて食べ方よりも、ごはんとお肉（主菜）とサラダと汁物を食べたほうがおいしいですよね。それでいいのです！

夜勤やシフト制の仕事をしていて、どうしても1日3食が実現できない方は、1日をトータルで見て、食事が黄金バランスになるように意識してみてください。

食事と食事の時間が空いてお腹がすきすぎることのないように、休憩時間などにおにぎり1個でも口にするようにしましょう。毎日同じ時間に食事がとれない場合も、なるべく同じサイクルで食事をとるようにしましょう。

塾生で、早番、遅番があるシフト制の仕事をしていた方がいましたが、同じサイクルで黄金バランスの食事を心がけただけで、2カ月でマイナス4・5kg

のダイエットに成功しました。

また仕事の関係で昼過ぎまで寝ていて、食事は夜に外食＋お酒がメイン、という方もいました。このような場合はたしかに痩せにくいですが、決して痩せないわけではありません。

この方には、1日1食ではなく、昼食も食べて1日2食にして、昼食では不足しがちな栄養素をメインに摂るようにしてもらいました。

外食では脂質や塩分が多くなるため、自宅での食事は不足しがちな野菜や乳製品を摂るようにしてもらったところ、酒量は変わらないのに、2カ月でマイナス4kgのダイエットに成功しましした。


このように、食生活が不規則な人は、1日3食をきちんと食べて実践している方に比べれば痩せるスピードはゆるやかになります。しかし、黄金バランスの食事を続ければ、痩せることができます。それも、不規則なサイクルでバランスの悪い食事をするよりも、ずっと健康的にきれいになれるのです。

第4章

食べ方を変えると、人生が変わる

体型もモノも人間関係もスリムに！

食べ方は生き方です！

健康なんて、どうでもいいの。とにかく痩せたい！

不健康でも痩せていれば幸せ。

かつての私はそう思っていました。さまざまなダイエットを試してきたみなさんも同じではないでしょうか。

モデル体型ダイエットでお伝えしているのは、最も効率的に痩せる方法です。

そして、それは同時に健康になってしまう方法でもあったのです。

私がモデル体型ダイエット塾を開塾した当初は、「食べて痩せる＝健康になる」、という当たり前のことをお伝えしていませんでした。

ですから、健康になりたくて塾に入る人は誰もいませんでした。……当然ですよね。みんな、痩せたくて入塾してきたのですから。

そしてこの本に書いてきたように、効率的に痩せる方法だけをお伝えしてきました。

ところが、ひたすら痩せるためだけに黄金バランスの食事をしていたら、痩せたのはもちろん、思わぬ副産物が手に入ってしまったのです！

「肌がツヤツヤになった」「疲れにくくなった」「持病の薬がいらなくなった」「以前のダイエットでは変わらなかった体型や、気になる場所のサイズが変わった」「子どもの食事の好き嫌いがなくなった」「夫が知らないうちに痩せて、たばこがやめられた」「人間ドックがA判定になった」「自炊が楽しくて仕方なくなった」「気持ちが前向きになった」「自分に自信をもてるようになった」「イライラしなくなった」「肩こりがなくなった」「体温が35度台だったのが36・5度が平均になった」「寝起き、目覚めがよくなった」「かかとのカサカサがなくなった」「片頭痛がなくなった」「生理痛が軽くなった、更年期障害も」「20kg、

30kgと痩せたあと、お腹の皮がたるんでいない」「便のにおいが変わった」「体臭がなくなった」「食べているのに太らない、むしろ食べると痩せる」「不妊治療をしていたのに、治療をやめたら自然妊娠した」……などなど。

本書でも紹介してきましたが、ダイエット以外のうれしい結果が続々と出てきたのです！

以上、挙げたうれしい言葉の頭に、それぞれ「こんなに食べているのに」と付け加えてみてください。なんだかすごく気持ちが上がってきませんか。

食べることは生きること、食べ方は生き方につながるとつくづく、実感しています。

この本の最後に、痩せること以外で得られたメリットや、私が心がけていることをお伝えします。

スキンケア・化粧品のスリム化

食事を変えると、肌は生まれ変わります。

実は私は10年以上前から、化粧水、乳液はもちろん、美容液からアイクリームにいたるまで、いわゆるスキンケア用の化粧品は一切使わない、**肌断食**《はだだんじき》を実践しています（YouTubeで「肌断食　三田智子」で検索すると、詳しく語っています）。

外に出るときや人と会うときにメイクはしますが、お湯やせっけん洗顔で落とせるものを使用しています。

朝の洗顔は水かぬるま湯で、メイク落としもシンプルな固形の石けんのみ。

それまでスキンケアやメイクにはさんざん時間もお金もかけてきました。でも、スキンケアにお金をかければかけるほど、肌の状態はよくなるどころか悪化していきました。今はいたってシンプルで、お金も時間もかかりません。

肌断食については、専門に紹介されている本もあるのでそちらに譲りますが、何が言いたいかというと、肌断食を始めるのって、普通は勇気がいるのです。でも黄金バランスの食事をしていると、新しい肌を再生させるために必要なすべての栄養素を摂っているので、健康な肌が新しくつくられるのです。キメが整いツヤツヤしてきます。

みなさんがよく知っているコラーゲンだって、タンパク質です。どんなに高価なコラーゲンを飲んだとしても、結局、タンパク質はアミノ酸に分解されてしまいます。そのアミノ酸が体のどの部分の皮膚になるのかを指定することはできません。

皮膚の細胞をつくる栄養を摂らずに、いくら上から高い化粧品をつけても、まったくムダになってしまいます。栄養大学に通っているときは、もちろん肌の勉強をしたわけではありませんが、肌の上から何をしても、栄養バランスが悪ければ意味がないことを理解するに至ったのです。

実は私、40代でママ友とソフトボールにハマり、都大会まで行ったことがあります。炎天下で練習や試合をしていたので目の周りはシミだらけ。頬には真っ黒な肝斑《かんぱん》もありました。

エステに行ったり、有名美容家の店に行ったり、高い化粧品を使ったりしましたが、まったくよくなりませんでした。

でも食事を変え、内側から整えてから肌断食を続けていったら、シミは徐々に消えていきました。今年で肌断食も9年目。ほとんどのシミがなくなりました。

だから黄金バランスの食事を実践すると、どんどんお金がかからなくなります。

ついでに言うと、**紫外線もカットしすぎない**ことが大事です。私のように炎天下に長時間いる場合は別ですが、15分程度の買い物や外出なら、特別なUVケアはしなくてもいいのです（現在、私はゴルフ以外ではUVケアをしていません）。

先にも触れたように、日焼け止めをしっかり塗りすぎてしまうと、紫外線がカットされて皮膚でビタミンDが合成されなくなってしまいます。ビタミンDは健康な骨を維持するために必要な栄養素。とくに50歳を過ぎたら、適度に紫外線を浴びて骨粗鬆症の予防に努めましょう。

爪・髪のケアグッズのスリム化

爪は年齢が出やすい部位です。

年齢を重ねると、爪がもろくなって割れやすくなったり、縦に筋が入ったりしてしまうことがあります。

爪も皮膚と同じで、必要な栄養素を摂ると変わってきます。

爪の下部には毛細血管が集まっているので、栄養状態は爪にも影響するのです。しかも、手足の末端にある爪まで必要な栄養素が届くためには、十分な食事が必要です。

逆にいえば、爪がキレイで健康な人は、食事の栄養バランスがいいということ。

塾生からも、**「爪の表面がつるっとして、キレイになった」**という声をいただきます。

入塾してきたときは爪に筋が入ってガタガタだったのですが、3カ月くらいでキレイになったと言います。爪を見ると、途中から急にキレイになっているから、「ここから黄金バランスの食事をスタートした」ということがわかるほどだったそうです。

50代で白髪が少なくなった人もいました。

白髪は基本的に一度生えたら黒髪にはならないと言われていますが、食事で変わることもあるのです。

とくに髪に何か特別なケアをしたわけではないので、黄金バランスの食事に変えたことがきっかけになったのは明らかなようです。

また、美容師さんに「髪質が変わりましたね。何かやりました？」と聞かれた塾生はたくさんいます。

年齢を重ねると髪が細くなったり、コシがなくなったり、パサついたりしがちです。それが黄金バランスの食事で、ツヤとコシが出てくるのです。私も、ヘアスタイルはロングですが、ツヤとコシはあるほうだと自負しています。

髪も肌と同じで、シャンプーやリンスを変えるなど「体の外から」ケアするよりも、食事で「体の中から」変えることが必要なのでしょう。

ケアといえば、美と健康をキープするために、**お口のケア「口腔《こうくう》ケア」**は欠かせません。

モデル体型ダイエットでは、よく噛むことを推奨しているため、**噛む回数が多ければ多いほど満腹中枢が刺激され、痩せ体質につながる効果があります。**

黄金バランスの食事を選ぶようにすると、自然と咀嚼力もつきます。

よく、塾生に「(量をたくさん食べたいので)ごはんをおかゆに替えてもいいですか」と質問されることがあります。でも、おかゆでは咀嚼をほとんどしなくなってしまうため、基本的にはおすすめしていません。

咀嚼力を維持するためには、歯の健康も大切です。年齢とともに歯茎も落ちてきます。いつまでもおいしく食事ができるのは、喜びにもつながります。

私自身、口腔ケアもしっかりやっています。3カ月に1回は歯のクリーニングに行くほか、歯科で歯磨きの正しいやり方を教えてもらい、**歯間ブラシやデンタルフロスを使って毎日10分かけてケア**しています。

これにも思わぬメリットがありました。

私は夕食を食べたあと、すぐに歯磨きをするようにしています。そうしたら、**なかなかやめられなかった夕食後のお菓子の習慣をやめることができました。**

10分もかけてケアするので、そのあとに食べると、また歯磨きをするのが大変すぎて、それなら食べるのをやめようと思えるようになったのです。

夕飯を食べたあと、どうしてもおつまみや甘いものを食べたい誘惑に駆られる人は、ぜひお試しください。

人間関係もスリム化

先ほども少し触れましたが、外食が多いと、黄金バランスがうまくいかないと悩んでいる人もいます。

でもその外食、本当に必要でしょうか。

外食の機会が多い人の中には、「嫌われたくない」とか、「私は飲みキャラだから」とか、「断ったら、もう誘われなくなる」といった思い込みや恐怖心からお付き合いしている人もいるのではないでしょうか。

実際、なんとなくお付き合いで一緒に食べてしまい、「ああ、食べすぎちゃった」と後悔している人の悩みが多いのです。見直すべきは、食べるものよりもそんな〝なんとなく〟のお付き合いの仕方のほうだとお伝えしています。

モデル体型ダイエットで黄金バランスの食事を考えるようになると、食が中心の生活になってきます。

言うまでもなく、「食いしん坊」という意味ではありません。食べることは生きることなので、**食を大切にすれば、自然に自分を大切にするようになるの**です。

そうすると、言い方は悪いですが、いらない人間関係やお付き合いはなくなり、必要なもの、大事にしたいものだけが残るようになります。

体型がスリムになると、人間関係もスリムになっていきます。

本当に会いたい人と会う、本当に食べたいものだけをおいしくいただく。それが一番の喜びではないでしょうか。

「一食入魂」で、自己肯定感と運気がアップ！

黄金バランスの食事をしていくと、人生が変わるのは本当です。

「食べているのに痩せていく」。そんな自分に自信がつくのです。いくつになっても「今の自分がいい」と心から思えるのです。

自分の食が変わることで自信が持て、子育てに自信がついてイライラしなくなった人、夫婦関係が改善した人など、挙げればキリがないほどいらっしゃいます。

74ページで紹介したポジティブな「ピンクシャワー」があふれているから、人生が開けるし、運だってよくなってしまいます。

モデル体型ダイエットでは、基本的に食べてはいけないものはありません。

よく「ダイエットが失敗の連続だった」と言う人がいますが、モデル体型ダイエットは何を食べてもいいから「失敗」もありません。

食べたものを感謝して受け入れるだけだからです。食べたものに間違いはないし、それを次に活かしていけるのです。

そして、食べるものを黄金バランスにすると決めたなら、あとは習慣化していくだけ。

そう考えると、「モデル体型ダイエット」なんて名付けていますが、本当は「ダイエット法」ではないのかもしれません。だって突き詰めて考えれば、「食によって自分に自信が持てるようになる方法」なのですから。

私が今までのダイエットでイヤだったのは、「これを食べたから、こんなに太っちゃった……」というように、食べ物によって悲しい気持ちになったり、自信を失ったりしてしまうこと。

せっかくきれいになりたくてダイエットを決意したのに、その結果、自分が嫌いになってしまうなんて、あんまりではないですか。

食べ物は、あなたの脂肪になるために存在しているわけではありません。豚さんだって牛さんだって、みなさんの口に入るために生まれているのに、「食べたら太っちゃった」なんて言われたら報われません。野菜だって同じです。**どうせ食べるなら、感謝して喜んで「おいしい」と言っていただきましょう。**どうか命を無駄にしないでください。そして、その命が、1つ1つの食べ物が、自分の体をつくっています。

そういう意識があると、行動が変わってきます。

太ってしまった人、ダイエットで失敗してきた人の多くは、何も考えないで食べています。そのへんにあるものを食べたり、適当にスーパーやコンビニで目につくものを買って食べたり。安かったから、つくるのが面倒だから、とか。おそらく今まで自分の体に取り入れるものだという意識はほとんどなかったのではないでしょうか。

自分の体のため、自分の喜びのためだと思うと、自然に一食一食のことを真剣に考えます。私はこれを**「一食入魂」**と名付けています。

食べたいものだったら、どんなときでも「一食入魂」。私は食べるもので後悔したくありません。

「こんなものを食べちゃった」と後悔すると、食べたものが全部マイナスになってしまいます。

それではあまりにももったいないし、食べることが無駄な行為になってしまいます。「ああ、おいしい」と思って食べると、本当に身体への作用も違ってくるのです。

せっかく自分の身体に入れるんだもの、食べることを幸せな行為にしましょう。そうすれば、あなたの身体は「愛」であふれたものになりますよ！

付録1 「黄金バランス」でダイエット実践の手引き

本書は黄金バランスの食事をして、健康でキレイに痩せることを目的としています。黄金バランスの食事を続ければ、体重を気にしなくても結果は出ます。そうはいっても、「体重が気になる!」という人もいるので、モデル体型ダイエット塾でお伝えしているダイエットの記録方法と目標体重の設定の仕方について紹介しましょう。

1 ダイエットを始める前に撮影&計測をしましょう!

- ビフォー(ダイエットを始める前)の全身写真を前と横から撮っておきましょう。
- ウエスト、ヒップ、太ももなど、自分が気になるところを測っておきましょう。

2 次に、現在のBMIを求めて目標BMIを設定しましょう!

BMIの求め方　**体重(kg)÷身長(m)÷身長(m)**

(例)身長160cmで体重55kgの場合　55÷1.6÷1.6=BMI21.5

目標とするBMIの範囲(18歳以上)＊1＊2

年齢(歳)	目標とするBMI(kg/㎡)
18〜49	18.5〜24.9
50〜64	20.0〜24.9
65〜74＊3	21.5〜24.9
75以上＊3	21.5〜24.9

＊1 男女共通。あくまでも参考として使用すべきである。

＊2 観察疫学研究において報告された総死亡率が最も低かったBMIを基に、疾患別の発症率とBMIの関連、死因とBMIとの関連、喫煙や疾患の合併によるBMIや死亡リスクへの影響、日本人のBMIの実態に配慮し、総合的に判断し目標とする範囲を設定。

＊3 高齢者では、フレイルの予防及び生活習慣病の発症予防の両者に配慮する必要があることも踏まえ、当面目標とするBMIの範囲を21.5〜24.9kg/㎡とした。

(注)どの年代も、BMIが20以下、BMIが25以上は健康を損なうリスクが高くなります。痩せすぎにも太りすぎにも注意しましょう。

3 BMI値から目標体重を決めましょう！

身長（m）× 身長（m）× 理想のBMI ＝ 目標体重（kg）

㊐ 身長160㎝でBMI21を目指す場合　1.6×1.6×21＝53.7kg

注 50代をすぎたら急激な減量は禁物！　1カ月の最大の減量基準のヒント

- BMI22以上の方………………体重の3～4％まで
- BMI20～22以上の方……体重の2～4％まで
- BMI20以下の方………………体重の2～3％まで

例 BMI24で現在の体重が65kgの人の場合
65×0.97＝63kg（現在の体重の3％減）
65×0.96＝62.4kg（現在の体重の4％減）

4 毎日、起床時に体重測定し、記録しましょう。

5 サイズ測定は、たまに（週に1回／月に1回）記録しましょう。

その他、塾生には、食べたものを日記に書いてもらっています。
写真だけでもOKです。
下記QRコードから、黄金バランスの食事のレシピや実践のコツがわかる
動画をご覧いただけます。ぜひ参考にしてみてください！

@MITA_TOMOKO123

付録2 1日に摂取する黄金バランスの食事早見表

穀物
1～6から3つ選ぶ

1 白米(ごはん茶碗1杯)　約150g
2 食パン(6枚切)　1枚半　約90g
　食パン(8枚切)　2枚
3 パスタ　2/3人前(1人前は約250g)
4 そば　1人前(約180g)
5 うどん　1人前(約255g)
　※パスタ・そば・うどんはゆでたあとの重量
6 もち　105g

肉・魚・豆・卵

- 卵は1日1個。
- その他、1～4から3つ選ぶ
  同じものが重なってもよい
  組み合わせ例:
  1+1+4　2+3+4　1+2+4

1 肉(牛・豚・鶏など)　手のひら分
2 魚　脂の多い魚(マグロ、ブリなど)は手のひら分、脂の少ない魚(タラ、サケなど)は片手分
3 魚介類(イカ、タコ、エビ、貝類など)
　約80～100g
4 豆
　納豆1パック、豆腐半丁、豆乳約200ml

乳製品
1～3の中から2つ選ぶ。卵を食べない 人は乳製品(卵1個=1～3 1つ分)で代用

例 1+2　2+2
　*同じものが2つでもよい

1 牛乳　130g
2 チーズ　6ピース入りのチーズ1個
3 ヨーグルト(全脂無糖)　140g

野菜
好きな野菜を組み合わせて
1日350g(生で計量)

- キャベツ1/4個=約300g
- ブロッコリー1房=約15g
- プチトマト1個=約10g
- きゅうり1本=約100g
- 大根1/2本=約400g
- レタス1/2個=約150g
- にんじん1本=約200g
- なす1本=約80g
- 玉ねぎ1個=約200g
- 海藻類
  (例カットわかめ　小さじ1=約10g)
- きのこ類(例しいたけ1個=約20g、しめじ1パック=約100g)など

果物
下記の目安量は1種類で摂取する場合の量。半量ずつ2種類など、数種類摂取してもよい

例みかん1個+キウイ1個

- みかん2個
- いちご(中)約15～20粒
- 桃1個
- グレープフルーツ1個
- りんご1/2個
- バナナ1本
- ぶどう(大)約10～15粒
- スイカ2切れ(約220g)
- キウイ2個

いも類
下記の目安量は1種類で摂取する場合の量。半量ずつ2種類など、数種類摂取してもよい

- じゃがいも1個=約110g
- さつまいも5cm=約55g
- さといも3個=約150g
- 長いも5～7cm=約130g

著者紹介

三田智子　管理栄養士
一般社団法人 日本栄養バランスダイエット協会代表理事
1961年千葉県千葉市生まれ。立教大学卒業後、日本航空の国際線CAとして3年乗務後、出産を機に退社。その後、増えた体重を戻そうとするが、専業主婦時代の20年間、ダイエットしてはリバウンドを繰り返し失敗続き。試行錯誤の末、47歳のとき、運動をしないで食べるものを我慢せずに10キロのダイエットに成功。この経験を活かし、2010年に「リバウンドしない一生続けられるダイエット」モデル体型ダイエット塾®をスタート。同ダイエットを日本一安心で安全なダイエットに進化させるために、女子栄養大学短期大学部で栄養士の資格を取得した（2020年管理栄養士）。2015年、一般社団法人 日本栄養バランスダイエット協会を設立。受講生・インストラクターには医師・看護師・管理栄養士など専門家も多い。何度もダイエットに失敗してきた人の最後の砦として、今まで3000人以上が「食べるだけで健康的にやせる」に成功するという実績をあげる。現在､日本中の人が「ダイエットするなら黄金バランスの食事」が常識になるよう、食卓から日本の未来を変えることを使命として尽力している。

日本栄養バランスダイエット協会　http://eiyo-balance.com/
モデル体型ダイエット塾　http://ameblo.jp/momokodiet/

食《た》べたいものを食《た》べて一生《いっしょう》スリムをキープする食事《しょくじ》のすごい黄金《おうごん》バランス

2023年6月20日　第1刷

著　者　三《み》田《た》智《とも》子《こ》
発行者　小澤源太郎

責任編集　株式会社プライム涌光
電話　編集部　03(3203)2850

発行所　株式会社青春出版社
東京都新宿区若松町12番1号〒162-0056
振替番号　00190-7-98602
電話　営業部　03(3207)1916

印刷　大日本印刷　製本　大口製本

万一、落丁、乱丁がありました節は、お取りかえします。

ISBN978-4-413-23309-5 C0077